Prof. Dr. Sylvia Mechsner

unter Mitarbeit von
Dr. Christine Dawczynski, Dr. Lea Kern,
Dr. Barbora Knappe-Drzikova, Sonja Soeder

ENDOMETRIOSE

Was tun?

Mit Ernährung, Bewegung und mentalen Bewältigungsstrategien gegen die Schmerzen

Von Deutschlands führender Endometriose-expertin

INHALT

Vorwort 4

GRUNDLAGEN 6

Endometriose – was tun? 8

Multimodale Therapie: Hilfsangebote aus vielen Richtungen 8

Was ist Endometriose? 10

Die typischen Beschwerden 11

Schmerzvariationen besser verstehen 15

Die Mechanismen des Schmerzes 20

Diagnose 26

Hormontherapie oder Operation? 31

Was spricht für, was gegen eine Operation? 36

Nicht-operative Therapien und Hormontherapien 38

Pflanzliches und Supplements 38

Schmerzmittel und Spasmolytika 39

Hormone 40

Was kann noch die Situation verbessern? 44

Sexualmedizinische Beratung 45

HILFE FÜR DIE PSYCHE 46

Wie mit der Erkrankung umgehen? 48

Was man tun kann: Tipps und Tricks 50

Selfcare-Gewohnheiten im Alltag verankern 62

Warnzeichen: Wann brauche ich Hilfe? 64

Psychotherapeutische Unterstützung suchen 67

SPORT UND BEWEGUNG 70

Körperbewusstsein und Bewegung 72

Unser Körper – ein dynamisches Bewegungssystem 72

Woher kommt der chronische Schmerz? 74

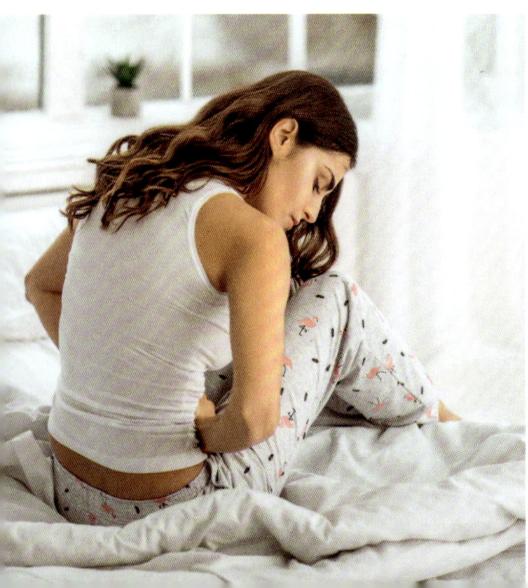

Mit Bewegung gegen den Schmerz 76

Maßnahmen der Prävention 76

Selbstmanagement bei chronischen Schmerzen 76

Professionelle Hilfe nutzen 78

Übungen zur Schmerzprävention und -reduktion 80

ERNÄHRUNG 98

So sieht die antientzündliche Ernährung aus 100

Getränke 101

Weniger Schmerzen durch den Verzehr von Obst und Gemüse? 102

Ballaststoffe – von wegen Ballast! 103

Getreide, Hülsenfrüchte & Co. 105

Milch und Milchprodukte 106

Fleisch bei Endometriose? 109

Öle und Fette 111

Süßigkeiten, Fast Food und zuckerhaltige Getränke 115

Ernährungs- und Bewegungstagebuch 117

Reizdarmsyndrom und Unverträglichkeiten 119

Das Reizdarmsyndrom als Ausschlussdiagnose 120

Laktoseintoleranz 121

Fruktoseintoleranz 123

Sorbitintoleranz 125

FODMAP-Ernährung bei Reizdarm (und Endometriose) 126

Glutenfrei bei Endometriose? 128

Histaminintoleranz 131

Was tun bei Obstipation (Verstopfung)? 135

Das Mikrobiom mit Prä- und Probiotika unterstützen 135

Ernährung – ein zweischneidiges Schwert 138

„Du bist, was du isst" 139

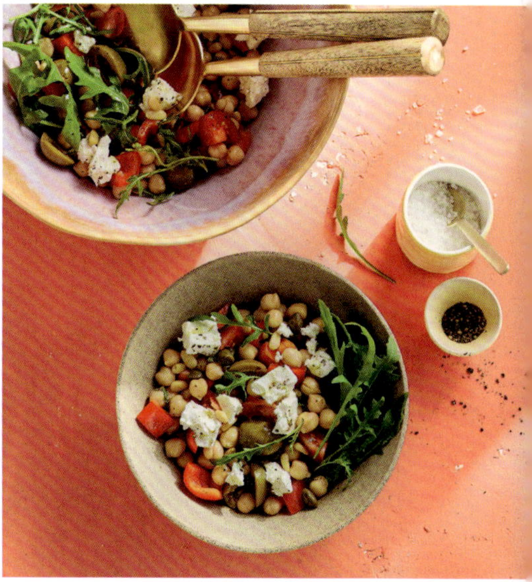

Leckere Rezepte für die antientzündliche Ernährung 140

Nährwerttabelle 170

Sachregister 172

Rezeptregister 173

Impressum 174

VORWORT

Liebe Leserin, lieber Leser,

in den letzten Jahren sind große Fortschritte gemacht worden, was die Aufmerksamkeit in Bezug auf Endometriose bzw. Adenomyose angeht. Fast wöchentlich gibt es Zeitungsberichte, Interviews oder Fernsehbeiträge über diese Erkrankungen. Auch in der Politik ist das Thema mittlerweile angekommen, es wurden Forschungsgelder freigesetzt, die es erlauben, die Grundlagen der Erkrankungen besser zu untersuchen.
Aber was ist mit der Versorgung? Hier hat sich leider noch nicht viel getan, es sind umfangreiche Umstrukturierungen vonnöten, die es erlauben, Menschen mit Regelschmerzen, mit Verdacht auf Endometriose und bestätigter Endometriose ganzheitlich zu versorgen. Nach wie vor gibt es keine bessere Vergütung der Versorgung auch für niedergelassene Ärztinnen und Ärzte, und daher ist leider die Lage in dieser Hinsicht genauso schlecht wie vor fünf Jahren.
Aber die gute Nachricht ist: Sie können sehr viel selbst tun. Wie wichtig psychische Stabilität, körperliche Bewegung und eine gute Ernährung sind – das wissen die meisten inzwischen. Nur ist es unheimlich schwierig, aus der Fülle an Informationen, mit denen man konfrontiert wird – sei es in Apps, im Internet oder in Form von „guten" Ratschlägen anderer –, die richtigen für sich selbst herauszufiltern. Die große Frage lautet also: Was brauche ICH? Wie finde ich das heraus? Und das ohne ärztliche Anweisung?
An der Charité haben wir schon lange einen ganzheitlichen Ansatz und verschiedene Professionen – Gynäkologie, Physiotherapie, Psychologie und Ernährungswissenschaften – arbeiten interdisziplinär zusammen. Wir haben wertvolle Erkenntnisse darüber gewinnen können, wie wichtig ein integrierendes Vorgehen bei der Schmerzbehandlung im Falle einer Endometriose bzw. Adenomyose ist. Denn diese Krankheit hat Auswirkungen auf den gesamten Körper einschließlich der Psyche – und die Ernährung kann Symptome verbessern, aber auch verschlechtern.
Daher möchte ich Sie einladen, unsere Erfahrungswerte auf sich zu übertragen. Es ist nicht so, dass jede und jeder das Komplettprogramm für sich übernehmen muss. Aus diesem Grund haben wir eine Art Stufenkonzept entwickelt. Was sollten wirklich alle für sich tun? Und wie kann man seinen inneren Schweinehund dazu bringen, die nötigen Anpassungen auch umzusetzen? Ab wann soll-

te das Programm erweitert werden? Und ab wann brauche ich professionelle Hilfe? Sie haben es in der Hand! Mit den Erkenntnissen aus diesem Buch können Sie besser mit den Schmerzen der Erkrankung umgehen, aber auch gezielter Probleme für sich definieren, für die Sie spezielle Hilfe benötigen.

Wir drücken Ihnen die Daumen für einen besseren Umgang mit Ihrer Endometriose bzw. Adenomyose!

Ihre

S. Mechsner

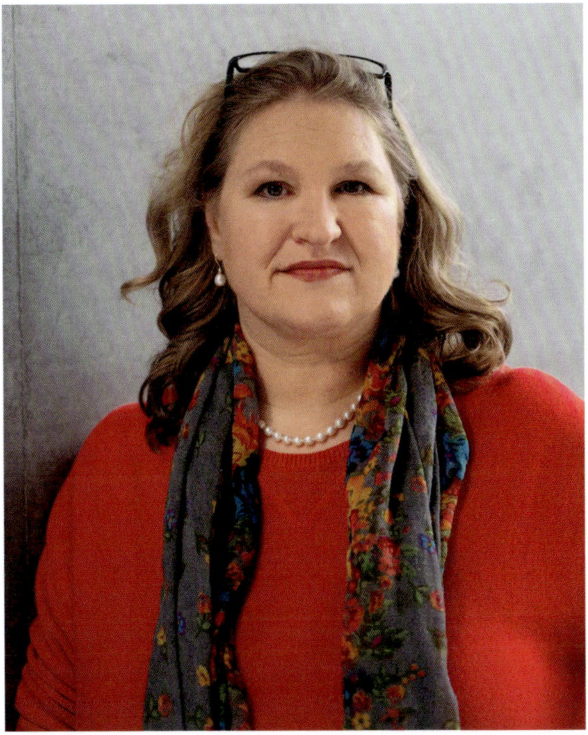

GRUNDLAGEN

Sie haben den Verdacht auf Endometriose oder bereits eine offizielle Diagnose erhalten – mittels Ultraschall oder im Rahmen einer Bauchspiegelung? In diesem Kapitel erfahren Sie alles Wichtige, was Sie nun wissen müssen.

ENDOMETRIOSE – WAS TUN?

Vermutlich haben Sie viele Jahre Beschwerden gehabt, sind von Arzt zu Ärztin verschiedener Fachdisziplinen gelaufen – überall haben Sie gehört: „Regelschmerz ist normal, stellen Sie sich nicht so an." Und nun sage ich: „Sie selbst können viel tun, Sie müssen es nun angehen!"

Multimodale Therapie: Hilfsangebote aus vielen Richtungen

Ich kann gut nachempfinden, dass in Ihnen eine gewisse Wut hochkommen kann, weil Sie selbst schon seit Jahren WISSEN, dass etwas NICHT stimmt, dass die Intensität der Schmerzen NICHT normal sein kann und dass Sie nun leider, obwohl Sie immer wieder darauf aufmerksam gemacht haben, möglicherweise chronische Schmerzen haben. Denn, wie ich noch zeigen werde (s. Seite 20 ff.): Jahrelange Beschwerden können „etwas" in einem bewirken, sowohl körperlich als auch psychisch.
Die Logik dabei ist folgende: Starke krankhafte Regelschmerzen, zyklische Schmerzen, führen zu Abwehrreaktionen des Körpers, die Muskulatur reagiert – das sind ganz normale Schutzmechanismen. Halten solche starken Schmerzen über einen langen Zeitraum an, führt dies zu zentralem Stress und Ängsten vor diesen Schmerzen, die Monat für Monat wiederkehren.
Anhaltende unbehandelte Endometriose oder auch eine Adenomyose (zur Unterscheidung siehe das folgende Kapitel „Was ist Endometriose?") sind hormonabhängige Erkrankungen, die mit Entzündungen einhergehen und letztlich auch auf Entzündungsfaktoren von außen (Ernährung, Umweltgifte, hormonaktive Stoffe, sogenannte endokrine Disruptoren, die das Hormonsystem – hier besonders wichtig: den Östrogenhaushalt – verändern können) reagieren. Endometriose ist leider eine chronische Erkrankung, die oft so lange aktiv ist, wie die Eierstöcke Hormone produzieren, also bis in die Wechseljahre hinein. Aufgrund dieser komplexen Zusammenhänge ist meines Erachtens die beste Therapie eine multimodale, d. h. es werden verschiedene Ansätze miteinander kombiniert. In diesem Buch möchte ich Ihnen diese ausführlich vorstellen.

ANSÄTZE DER MULTIMODALEN THERAPIE

1. Die Schmerzen müssen mithilfe von **Schmerzmitteln, Hormongaben und ggf. auch Operationen** reduziert werden.
2. **Psychische Reaktionen wie Ängste** müssen ebenfalls gelöst werden. Man muss die Situation annehmen, was extrem schwerfällt, nachdem man jahrelang zu hören bekommen hat, dass man sich nicht so anstellen soll. Aber es ist wichtig, die Diagnose zu akzeptieren und mit ihr leben zu lernen.
3. Körperliche Reaktionen auf die Schmerzen wie **Muskelverspannungen, die vor allem im Beckenboden auftreten,** müssen gelöst werden (durch Bewegung, Yoga, Entspannungsübungen bis hin zu einer speziellen Beckenbodenphysiotherapie und spezieller Beckenbodenbehandlung).
4. **Ernährungsaspekte** haben oft einen großen Einfluss auf die Darmproblematik und die Entzündung. Eine gesunde Ernährung mit einem speziellen Augenmerk auf Nahrungsmittel, die entzündungshemmend wirken, oder sogar spezielle Diäten können viel bewirken.

Nun ist es aber nicht so, dass jede Betroffene das Maximalprogramm braucht, denn dann würde die Beschäftigung mit der Erkrankung viel zu viel Zeit beanspruchen. Aber Sie sollen sich an die Situation anpassen können, leistungsfähig sein und ein gutes Leben führen. Ich möchte Sie mit diesem Buch dabei unterstützen, dass Sie die Stärke Ihrer Beschwerden, das Ausmaß Ihrer muskulären und psychischen Einschränkungen und Ihrer Entzündungs- bzw. Darmproblematik selbst gut einschätzen können. Ich möchte Ihnen eine praktische Anleitung zur Selbsthilfe geben! Das Ziel ist, dass Sie für sich herausfinden, was Sie in Ihrer individuellen Situation gerade brauchen und was Sie im Rahmen Ihrer Möglichkeiten gut umsetzen können. Das Buch soll Ihnen dabei helfen, herauszufinden, woran es liegen kann, wenn etwas nicht funktioniert,

und was man verbessern kann. Endometriose ist eine ausgesprochen individuelle Erkrankung, die sehr viele Facetten hat und deren Ausprägungen und Beschwerden nie bei allen betroffenen Frauen gleich sind. Daher muss man unbedingt seinen eigenen Weg finden, um damit zurechtzukommen.
Es kann sein, dass man unfassbar viele Beschwerden hat oder auch so gut wie keine. Aber an den Beschwerden allein kann man nicht die Art der Behandlung festmachen. Ein unerfüllter Kinderwunsch oder ein zukünftiger Kinderwunsch in späteren Jahren, aber auch mögliche Organbefunde müssen im Gesamtkonzept Berücksichtigung finden.

Was ist Endometriose?

Endometriose ist eine sogenannte gutartige, hormonabhängige und chronische Erkrankung, bei der sich gebärmutterschleimhautähnliches Gewebe außerhalb der Gebärmutterhöhle ansiedelt – meist im Bauchraum im kleinen Becken, am sogenannten Bauchfell, das das kleine Becken auskleidet („Endometriosis genitalis externa"). Diese Form macht 90 % aller Endometriose-Manifestationen aus.
Selten können Herde aber auch tiefer ins Gewebe einwachsen, sogenannte tief infiltrierende Herde (TIE), die dann in der Blasenwand, in den Harnleitern, an den Darmwänden, am Nabel oder am Zwerchfell und/oder gar in den Lungen auftreten. Da sie keinen Bezug zu den Genitalorganen haben müssen, nennt man diese Form auch „Endometriosis extragenitalis". Das ist zum Glück weniger häufig – diese schweren Formen, die zum Teil auch die Organe gefährden, machen nur 10 % der Fälle aus.
Auch Zysten in den Eierstöcken stellen eine besondere Form der Endometriose dar, sie heißen Endometriome (im Volksmund wird leider oft der etwas unpassende Ausdruck „Schokoladenzyste" verwendet, weil der Zysteninhalt zähflüssiges braunes Blut enthält).
Am häufigsten ist aber meines Erachtens die sogenannte Adenomyose, hier ist die Gebärmuttermuskelwand betroffen („Endometriosis genitalis interna"). In ihr treten Endometriose-Herde auf, deren Struktur Unterschiede zu „klassischen" Herden aufweisen kann. Adenomyose kann sowohl gemeinsam mit Endometriose als auch einzeln auftreten. Beide gehören für mich jedoch zusammen, daher spreche ich künftig auch immer über beide Formen.
Damit sich Mediziner und Medizinerinnen, aber auch Betroffene gut über das Ausmaß der Endometriose verständigen können, d. h. darüber, welche Läsionen vorliegend sind, hat sich mehr und mehr die #ENZIAN-Klassifikation durchgesetzt: ein Code, mit dem, wenn man ihn einmal verstanden hat, jede Endometriose-/Adenomyose-Situation genau beschrieben werden kann, sowohl in Be-

Mögliche Endometriose-Herde im Bauchraum

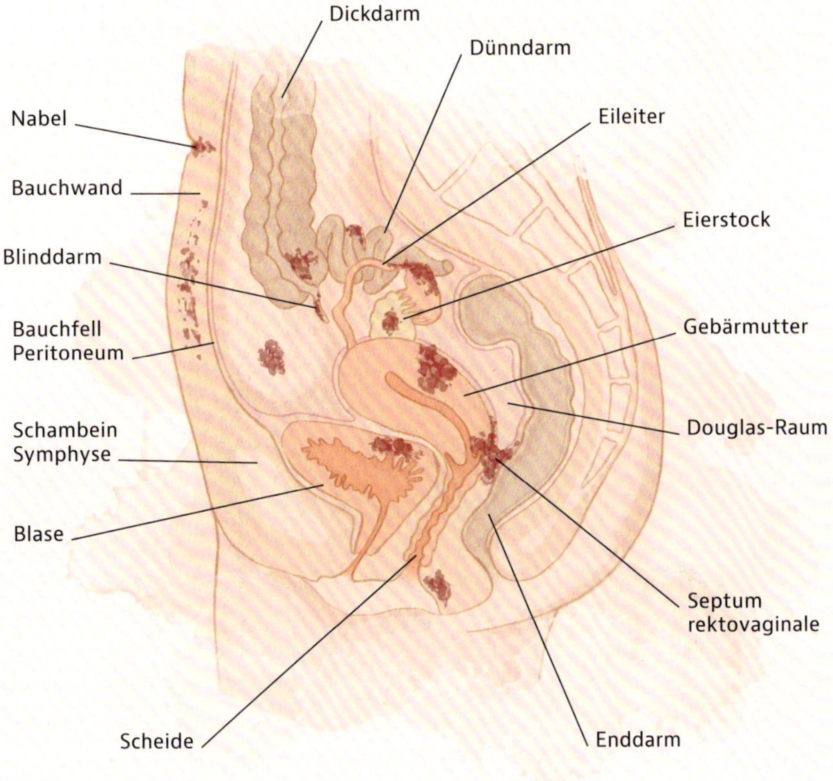

zug auf Ultraschall oder MRT als natürlich auch hinsichtlich einer Operation (siehe Seite 12).

Die typischen Beschwerden

Es ist nicht möglich, von den auftretenden Beschwerden eindeutig auf die Art und das Ausmaß der Endometriose zu schließen. Das konnte eine kürzlich durchgeführte Studie erneut belegen. Häufig treten auf:

1. Regelschmerzen (Dysmenorrhoe)
2. Starke Blutungen (mehr als 80 ml/ Blutung; Hypermenorrhoe)

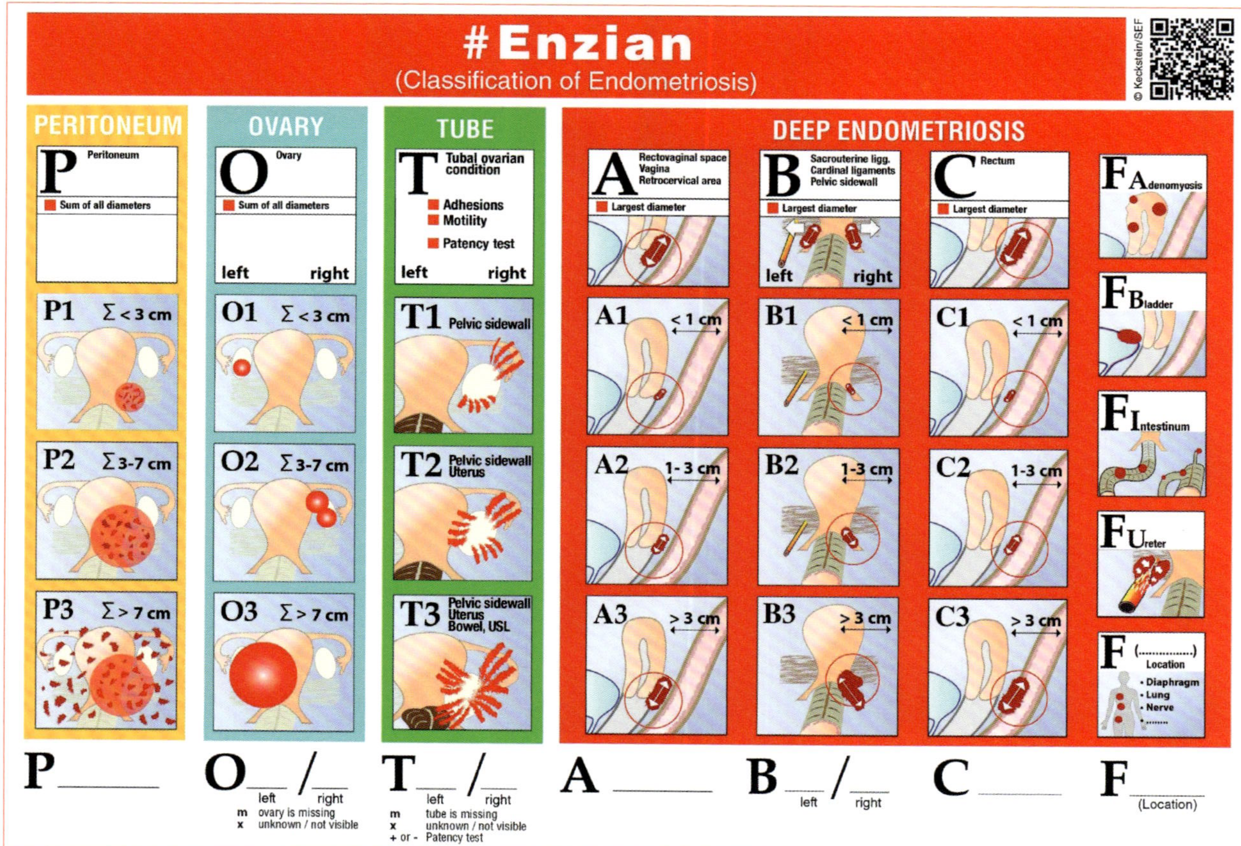
#Enzian
(Classification of Endometriosis)
© Keckstein/SEF
PERITONEUM
P Peritoneum
Sum of all diameters
P1 Σ < 3 cm
P2 Σ 3-7 cm
P3 Σ > 7 cm
OVARY
O Ovary
Sum of all diameters
left right
O1 Σ < 3 cm
O2 Σ 3-7 cm
O3 Σ > 7 cm
TUBE
T Tubal ovarian condition
Adhesions
Motility
Patency test
left right
T1 Pelvic sidewall
T2 Pelvic sidewall Uterus
T3 Pelvic sidewall Uterus Bowel, USL
DEEP ENDOMETRIOSIS
A Rectovaginal space Vagina Retrocervical area
Largest diameter
A1 < 1 cm
A2 1-3 cm
A3 > 3 cm
B Sacrouterine ligg. Cardinal ligaments Pelvic sidewall
Largest diameter
left right
B1 < 1 cm
B2 1-3 cm
B3 > 3 cm
C Rectum
Largest diameter
C1 < 1 cm
C2 1-3 cm
C3 > 3 cm
F Adenomyosis
F Bladder
F Intestinum
F Ureter
F (..............) Location
• Diaphragm
• Lung
• Nerve
• ....
P____ O__/__ T__/__ A____ B__/__ C____ F____
left right
m ovary is missing
x unknown / not visible
left right
m tube is missing
x unknown / not visible
+ or - Patency test
left right
(Location)

Die Buchstaben stehen für die anatomische Lokalisation und die Zahlen für das Ausmaß an dieser Stelle.

- **P** steht für Endometriose-Läsionen auf dem Peritoneum (Bauchfell); P1 < 3 cm^2, P2 = 3 bis 7 cm^2 und P3 > 7 cm^2.
- **O** steht für Ovar (Eierstock); rechts und links wird getrennt beschrieben; O1 bis O3 meinen die Größe der Zysten.
- **T** steht für Tube (Eileiter); T1 bis T3 beschreiben v. a. allem das Ausmaß der Verklebungen der tubo-ovariellen Einheit.
- **A** steht für Scheide bzw. für das sogenannte Septum rectovaginale, die Verbindung zwischen Scheide und Darm. A1 bis A3 stehen für die Größe des Befundes.
- **B** steht für Sacrouterlinligament – das ist ein Band, das die Gebärmutter mit dem Iliosakralgelenk (Kreuzbeingelenk) verbindet und oft betroffen ist, was z. B. zu Rückenschmerzen führt; B1 bis B3 beschreibt wieder die Größe des Befundes.
- **C** steht für Darmherde am Mastdarm (Rektum).
- F**A** beschreibt die **A**denomyose.
- F**B** beschreibt die **B**lasen-Endometriose.
- F**I** meint Darmherde (**i**ntestine) an anderen Stellen als dem Mastdarm.
- F**U** beschreibt die Ummauerung des Harnleiters (**u**reter).
- F**O** (**o**ther) beschreibt andere Stellen wie z. B. Zwerchfell, Nabel, Lunge, oder Leistenband.

3. Zyklische (d. h. zu einem bestimmten Zeitpunkt des Zyklus, z. B. vor der Blutung) auftretende Unterbauchschmerzen
4. Azyklische Unterbauchschmerzen, die in keinem Zusammenhang zum Zyklus stehen, also völlig unregelmäßig auftreten
5. Schmerzen beim Wasserlassen (Dysurie)
6. Schmerzen beim Stuhlgang (Dyschezie)
7. Schmerzen beim Geschlechtsverkehr (Dyspareunie)
8. Zyklischer Blähbauch (Endobelly)

All diese Beschwerden können sowohl bei alleiniger Adenomyose (AM) als auch bei Bauchfellherden (pEM) oder bei tief infiltrierender Endometriose (TIE) auftreten. Oft besteht eine Kombination von mindestens einer Endometriose-Manifestation, z. B. AM plus pEM oder AM plus pEM plus TIE – alle Variationen sind möglich.
Daher ist es auch so unendlich schwer, hier wirklich gute Studien durchzuführen, denn man bräuchte sehr viele Patientinnen mit derselben Endometriose-Konstellation, um valide Aussagen treffen zu können.

Anders ist es bei extragenitalen Endometriosen, diese machen relativ typische Beschwerden, wenn sie an bestimmten Stellen lokalisiert sind. So führt eine …

- … Zwerchfell-Endometriose typischerweise zu zyklischen Schulterschmerzen.

- … Nabel-Endometriose zu zyklischen Nabelschmerzen bis hin zur zyklischen Blutung aus dem Nabel. Dann fühlt man oft einen schmerzhaft angeschwollenen Knoten.
- … Narben-Endometriose zu zyklischen Schmerzen im Bereich der Narbe. Auch hier ist meist eine schmerzende Raumforderung unter der Haut tastbar. Ursache ist oft verschlepptes Gewebe aus der Gebärmutter nach einem Kaiserschnitt oder in einer Narbe nach einer Laparoskopie (Bauchspiegelung).
- … Lungen-Endometriose zu zyklischen Bluthusten. Sie ist aber sehr selten!

Entwicklung einer gesteigerten Schmerzwahrnehmung

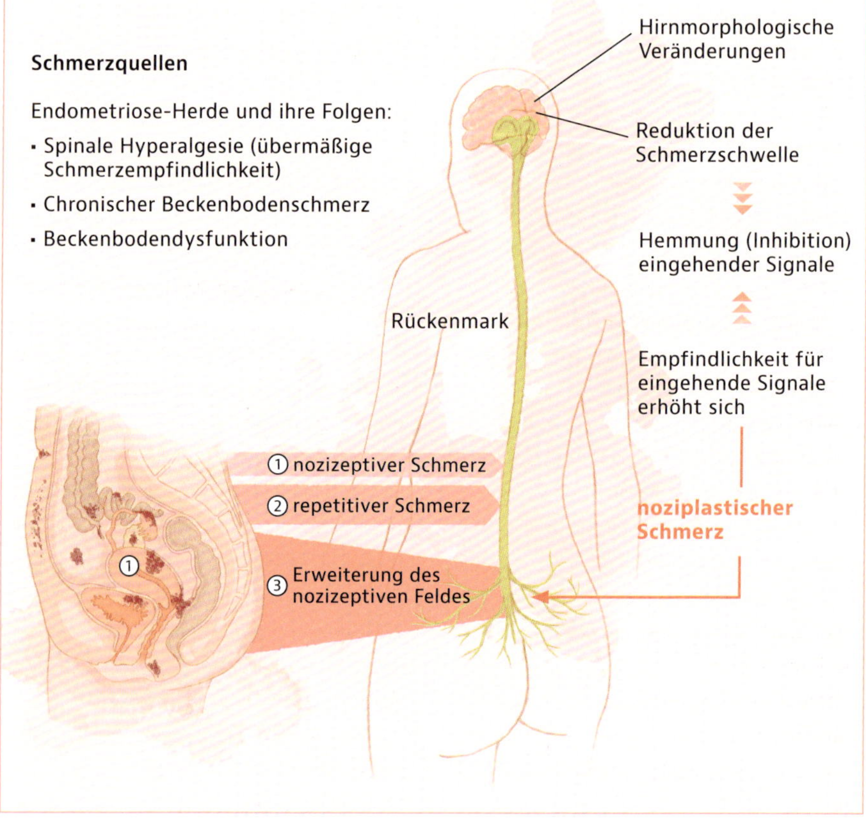

Schmerzvariationen besser verstehen

Es wäre schön, wenn alles monokausal wäre, d. h., wenn eine Endometriose-Läsion Schmerzen verursachte und sofort klar wäre, wo die Ursache liegt. So ist es aber leider nicht.
Damit das Gehirn Schmerzen spürt, müssen verschiedene Dinge passieren:

1. Freisetzung von Schmerzbotenstoffen aus den Läsionen.
2. Andocken der Botenstoffe an Nervenfasern, an sogenannten Schmerzrezeptoren (Nozizeptoren), welche aktiviert werden. Der Schmerzreiz wird weitergeleitet.
3. Eingang des Reizes ins zentrale Nervensystem, das aus Rückenmark und Gehirn besteht. Dazu wird das eingehende Signal zunächst im Rückenmark bearbeitet – man könnte auch sagen „moduliert", denn eingehende Signale können abgeschwächt, aber auch verstärkt werden.
4. Erst dann Eintreffen des Signals im Gehirn. Dort erst bildet sich Schmerz ab, d. h., erst dann wird er als Schmerz empfunden.

Zwei ganz wesentliche Faktoren, die bei Endometriose-/Adenomyose-Schmerzen eine sehr wichtige Rolle spielen, ist zum einen die Unterschätzung der Schmerzintensität und zum anderen damit verbunden die unterlassene medizinische Hilfestellung, und das über eine lange Zeit (Jahre!) hinweg. Dadurch sind die Voraussetzungen für ein chronisches Schmerzsyndrom gelegt.

Was sind eigentlich Regelschmerzen?

Die Gebärmutter ist ein Muskelorgan und gehört zu den autonomen Organen. Sie funktioniert eigenständig, wie das Herz oder der Darm – diese Organe bewegen sich (Kontraktionen), ohne dass wir es wirklich steuern können. Die Organe werden vom autonomen Nervensystem, dem sympathischen und dem parasympathischen Nervensystem gesteuert. Man kann sagen, bei Aufregung überwiegt der Sympathikus, der dann dafür sorgt, dass z. B. die Herzfrequenz schneller wird, man spürt seinen Herzschlag bei Aufregung, ist quasi in Alarmbereitschaft, bereit zur Flucht. Der Parasympathikus dagegen ist aktiv, wenn es ruhig ist, dann kann man z. B. in Ruhe aufs Klo gehen.
Auch die Gebärmutter wird von Sympathikus und Parasympathikus geleitet.
Sie besteht außen aus Muskulatur (dem Myometrium) und ist innen mit der Gebärmutterschleimhaut (dem Endometrium) ausgekleidet. In der Mitte befindet sich die Gebärmutterhöhle (das Cavum); dort soll sich der Embryo einnisten. Normalerweise spüren wir die Bewegungen (Kontraktionen) der Gebärmutter nicht. Die Gebärmuttermuskelschicht besteht

aus zwei Schichten, der äußeren Schicht, die während einer Geburt die Wehen verursacht (das spürt man sehr intensiv, sonst aber nicht), und der inneren Schicht, die direkt an die Schleimhaut angrenzt. Diese ist sehr dünn, nur wenige Millimeter, und sie macht Eigenbewegungen durch, welche man z. B. im Ultraschall sehr schön sehen kann. Diese sind z. B. dafür da, dass Spermien zur Zeit des Eisprungs auch in die richtigen Eileiter transportiert werden, dort wo auch das befruchtungsfähige Ei liegt (gerichteter Spermientransport). Auch diese Bewegungen merken wir normalerweise nicht.

Bei der Menstruationsblutung soll die aufgebaute Schleimhaut ausgestoßen werden. Wenn sich kein befruchtetes Ei in die Schleimhaut eingenistet hat, dann geht der Gelbkörper zugrunde. Dadurch kommt es zum Abfall des Progesterons und es werden Botenstoffe, sogenannte Prostaglandine, freigesetzt, die die Muskulatur zum Zusammenziehen bringen, damit sich die Schleimhaut löst. Die Muskulatur zieht sich dabei so stark zusammen, dass die Gefäße abgedrückt werden, damit das Gewebe unterversorgt wird, abstirbt und „abfällt", sich also löst und dann einfach nach außen abblutet.

Sehr ausführlich wird der weibliche Zyklus in meinem Buch „Endometriose – Die unterschätzte Krankheit" (2021) ab Seite 30 erklärt.

Tatsächlich spüren über 70 % aller Frauen und menstruierenden Menschen diese Krämpfe. Es stimmt also, dass es quasi „normal" ist, dass frau die Menstruation spürt, auch schmerzhaft spürt. Aber es ist ganz sicher NICHT normal, dass es zu so starken Schmerzen kommt, die einen zur Bettlägerigkeit zwingen und mit Übelkeit bzw. Erbrechen oder Ohnmacht einhergehen. In einem der folgenden Absätze noch mehr zum Thema, was „normal" und was „nicht normal" ist (siehe Tabelle „Schmerzstärke" auf Seite 19).

Zunächst möchte ich noch etwas zum Zyklus schreiben: Neben den Krämpfen spüren sehr viele auch andere Zykluszeichen wie das prämenstruelle Syndrom (PMS). Das hat auch etwas mit der Gestagenprominenz in der 2. Zyklushälfte zu tun. Die körpereigenen Gestagene machen die Stimmung „schlecht", es kommt zu Stimmungsschwankungen vor der Blutung bis hin zur Depression. Gestagen führt auch zu Wassereinlagerungen in der Brust. Die typischen Brustschmerzen (Mastodynie) können ebenfalls dazukommen. Auch die Haut reagiert ...

Der Zyklus ist bei uns Menschen energetisch sehr aufwendig, der Körper setzt viel daran, dem befruchteten Ei ein schönes Nest zu schaffen – mit einer fluffigen Gebärmutterschleimhaut, in die es sich einnisten kann. Diesen Zustand kann der Körper nicht die ganze

Zeit aufrechterhalten, daher bricht das System immer wieder zusammen und baut sich neu auf. Dass nun also diese vielen Blutungen, die wir heutzutage als normal empfinden, so eigentlich von der Natur nicht vorgesehen sind, kommt vielen menstruierenden Menschen gar nicht in den Sinn. Im Gegenteil, es gibt einen Trend zum „Lebe deinen Zyklus" und dahin, dass man sich den Zyklusphasen seines Körpers anpasst. Die Frau ist z. B. während der Ovulationszeit oft besonders leistungsstark, aber vor der Blutung eben weniger „gut drauf" und mit der Blutung dann eingeschränkt. Das macht bis zu einem gewissen Grad auf jeden Fall Sinn, aber leider ist meine Erfahrung, dass unsere Gesellschaft noch lange nicht so weit ist, das zu verstehen und als selbstverständlich zu akzeptieren. Bislang wurde der Zyklus komplett ignoriert – das ist schlimm und muss dringend geändert werden. Es ist absolut nicht nachvollziehbar, dass dem weiblichen Organismus so wenig Aufmerksamkeit zugesprochen wird und wurde.
Aber fest steht, dass mit dem Zyklus auch regelrechte Störungen verbunden sein können, die eher krankhaft sind, und an dieser Stelle ist mir sehr wichtig zu betonen, dass so viele Zyklen zu haben, wie wir sie in unserer heutigen Zeit durchleben, von der Natur nicht vorgesehen ist! Während noch vor 100 Jahren Frauen 40-mal in ihrem Leben geblutet haben, bluten Frauen heute 400-mal. Noch vor 100 Jahren waren die Frauen hintereinanderweg schwanger, haben gestillt, waren durch Hungersnöte und Krieg enormem Stress ausgesetzt. Nicht dass ich befürworte, dass das alles wieder so sein soll – auf KEINEN Fall, ABER man darf nicht vergessen, dass es eine ganze Reihe von zyklus-assoziierten Erkrankungen und Störungen gibt, die die menstruierenden Menschen extrem einschränken können und die natürlich bei häufiger blutenden Menschen viel häufiger auftreten.

Zyklus-assoziierte Erkrankungen und Störungen

- Hypermenorrhoe (überregelstarke Blutungen (> 80 ml/Blutung): mindestens 10 %
- Eisenmangel, Eisenmangelanämie (führt zu Erschöpfung)
- Dysmenorrhoe (Schmerzen bei der Regelblutung) (80 bis 90 %)
- Endometriose (10 %)
- Myome (bis zu 30 %)
- Polyzystische Ovarien (PCO) (10 %)
- Prämenstruelles Syndrom (PMS) (10 bis 20 %)
- Zyklische Migräne
- Viele Zyklen erhöhen das Risiko für Brust-, Eierstock- und Gebärmutterschleimhautkrebs.
- Viele Schmerzerkrankungen zeigen zyklische Veränderungen der Schmerzintensität.

Kenntnisse darüber sind enorm wichtig, um auch für sich eine Entscheidung treffen zu können: Möchte ich unbedingt bluten oder lieber nicht? Denn für alle Erkrankungen/Störungen in dieser Liste gibt es eine Lösung: nicht mehr zu bluten! Weil die Frauen vor 100 Jahren weniger geblutet haben, gab es auch weniger Endometriose.
In der Schwangerschaft bluten wir nicht, dann pausiert der Körper mit dem Zyklus. Auch in der Stillzeit sind viele Frauen in den ersten Wochen und Monaten noch ohne erneute Blutungen, für viele eine schöne Zeit ohne Schmerzen. Weil wir nicht mehr andauernd schwanger sind oder sein wollen, kann man diesen Zustand ohne Blutungen mit Hormonen erreichen. Hormonelle Therapien sind eine großartige Errungenschaft unserer Zeit; leider werden sie derzeit als etwas sehr in den Zyklus Eingreifendes erlebt, was meiner Ansicht nach nicht stimmt. Zunächst einmal ist es wichtig, den Zyklus richtig zu verstehen (siehe dazu u.a. mein Buch „Endometriose – Die unterschätzte Krankheit" ab Seite 30) und auch zu wissen, wie Hormone wirken und helfen können (siehe Seite 38 ff.). Wir reden hier in diesem Buch übrigens ausschließlich über medizinische Indikationen und nicht über Verhütung – das ist ein komplett anderes Thema.
Aber nun zu dem, was noch normal ist und was eher nicht akzeptabel ist:
Dazu habe ich die Tabelle „Schmerzstärke" erarbeitet (siehe rechte Seite): Schmerz ist etwas Subjektives und daher auch so schwer einzuschätzen. Es ist sinnvoll, mit einer Visuellen Analogskala (VAS) zu arbeiten.
Wie funktioniert diese Skala? Bei 0 ist klar: gar keine Schmerzen – 10 aber ist der schlimmste vorstellbare Schmerz, d. h., da muss jeder brüllend am Boden liegen. Allgemein geht man davon aus, dass man ab VAS von 3 eine Schmerztablette nehmen mag/müsste, VAS von 8 wären z. B. ungefähr Geburtsschmerzen. Alles, was VAS >/= 6 ist, ist schon auffällig. Wer also 8 angibt, sollte bedenken, dass man dann nicht mehr rumlaufen kann, sondern bettlägerig ist.
Ein weiteres wichtiges Thema, über das leider zu wenig gesprochen und aufgeklärt wird, ist, ob Schmerzmittel genommen werden und wenn ja, welche und ob diese auch richtig genommen werden. Denn es ist absolut sinnvoll, bei regelmäßigen Schmerzen ein Schmerzmittel zu nehmen, das möglichst frühzeitig und in einer geringstmöglichen Dosierung regelmäßig genommen wird. Sind es nur 2 bis 3 Tage, die das Schmerzmittel genommen werden muss, ist das akzeptabel, wenn es denn gut wirkt, man also auf einen VAS von unter 3 kommt, d. h. nur noch VAS 1–2 hat und somit keine wesentliche Einschränkung mehr hat. Also auch arbeits-/schulfähig ist! Eine Anleitung

Schmerzstärke		
	normal	**pathologisch**
Schmerzstärke	VAS < 5	VAS >/= 6
Schul-/Arbeitsunfähigkeit	nein	ja
Analgetikapflichtig (erfordert Behandlung mit Schmerzmitteln)	nein	ja
Besserung der Schmerzen mit Schmerzmitteln	ja, mit Ibu 400 mg und/oder Buscopan Schmerzreduktion (siehe Seite 39)	wirkt oft nicht oder unzureichend; gebraucht wird 800 mg Ibu und mehr, VAS 3–4 therapieresistent
Begleitende vegetative Reaktionen ▪ Übelkeit ▪ Erbrechen ▪ Kollapsneigung ▪ Zyklische Diarrhoe	nein	ja sehr oft oft oft sehr oft
Schmerzhafte Abbruchblutung unter COC (Einnahme der Antibabypille)	nein	ja
Zyklische Unterbauchschmerzen vor der Blutung	nein	ja, oft bis zu 5 bis 7 Tage

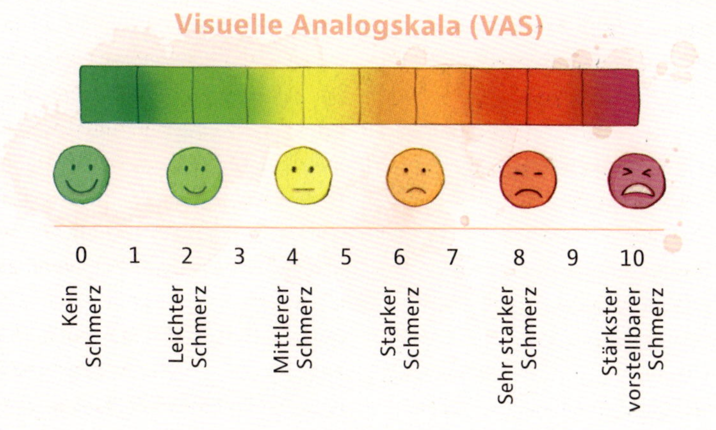

dazu folgt (siehe Seite 39 ff.). Aber wenn z. B. Ibuprofen hoch dosiert genommen werden muss, z. B. 3-mal 600 mg, und man bleibt bei einem Schmerz von VAS 4–5, dann ist das auffällig, also NICHT okay.

Bei starken Schmerzen reagiert nicht selten der Körper mit, es kommt zu sogenannten vegetativen Begleiterscheinungen. Das passiert, weil die Nerven, die die Schmerzen von der Gebärmutter ableiten, auch die autonomen Ganglien (Schaltzentralen) des vegetativen Nervensystems kreuzen und darüber auch die Funktion der Organe mit beeinflussen können. So tritt bei vielen Betroffenen im Zusammenhang mit starken Schmerzen bei der Blutung z. B. typischerweise Durchfall (Diarrhoe) auf. Kreuzen die sensiblen Nervenfasern im Gehirn auch die zentrale Schaltzentrale, kommt es oft zu Übelkeit, Erbrechen, Schwindel bis hin zur Ohnmacht. Das alles ist Ausdruck stärkster Schmerzen.

Oft wird ja gerade bei Regelschmerzen von Frauenärzten eine kombinierte Pille verschrieben, welche dann meist zyklisch genommen wird, das heißt, man nimmt sie drei Wochen lang und hat dann eine Woche Pillenpause. Interessant ist, wie sich die Regelschmerzen darunter verhalten: Sind diese dann quasi weg, ist es okay, aber wenn sie bleiben – sie sind vielleicht etwas besser, aber immer noch schmerzmittelpflichtig –, dann ist dies ebenfalls ein Zeichen dafür, dass der Schmerz nicht normal ist. Dann kann im nächsten Schritt versucht werden, die Pille im Non-Stop-Modus zu nehmen, also ohne Pillenpause, dann blutet man eigentlich nicht. Das ist in diesen Fällen sinnvoller. Auch das ist ein Zeichen, wachsamer zu sein: wenn es schon zu Schmerzen kommt, bevor überhaupt die Blutung einsetzt (zyklische Unterbauchschmerzen).

Das alles ist erst einmal wichtig zu beobachten. Bevor man davon ausgeht, dass hinter den Regelschmerzen noch mehr steckt als „nur" Regelschmerz, sollte man zunächst die Regelschmerzen behandeln! Denn auch Schmerzen, die noch nicht im Bereich des Auffälligen liegen, sind dennoch Schmerzen. Und Schmerzen zu haben, ist nicht normal und unzureichend behandelte Schmerzen, egal welcher Ursache, führen zu Stress im Körper. Darauf reagiert der Körper. Wir wissen aus der Forschung, dass Menschen mit Regelschmerzen generell ein höheres Risiko haben, auch andere chronische Schmerzsyndrome zu bekommen, weil durch die immer wiederkehrenden eingehenden Signale ins Gehirn das Schmerzgedächtnis aktiviert wird und damit die Grundlage für chronische Schmerzen gelegt wird.

Die Mechanismen des Schmerzes verstehen

Bei heftigen Regelschmerzen (Dysmenorrhoe) und zyklischen Unterbauch-

schmerzen, die durch die Gebärmutter- und Bauchfellherde verursacht werden, handelt es sich zunächst um sogenannte nozizeptive Schmerzen, die durch eine Entzündung hervorgerufen werden.
Zyklisch (hormonell) bedingt kommt es zu einer Freisetzung von Schmerz- und Entzündungsmediatoren (Botenstoffen), die Nervenfasern an den Organen (viszeral) und am Bauchfell (peritoneal) aktivieren, was zu einer Schmerzwahrnehmung führt.
Diese Schmerzen werden durch Entzündungen und Zellschädigungen ausgelöst und verschwinden mit Abklingen der Reaktion wieder. Daher sind diese Schmerzen anfangs gut mithilfe von entzündungshemmenden Schmerzmitteln (nicht-steroidale Antiphlogistika, NSAP) beherrschbar. Die Einleitung einer hormonellen Therapie mit einer therapeutischen Amenorrhoe, einem Ausbleiben der Menstruation, kann sogar Schmerzfreiheit bringen, da dann die zyklusbedingte Freisetzung der Mediatoren nicht stattfindet.
Sind solche starken Schmerzen aber ungenügend behandelt und kehren immer wieder, kann es auf Rückenmarksebene zu Veränderungen in der Modulation der eingehenden Signale kommen. Denn Schmerz an sich hat eine Funktion, Schmerz alarmiert den Körper und zeigt „Gefahr" an. Und wenn Schmerzen immer wieder auftreten, dann wird der Körper in Alarmbereitschaft versetzt, denn dann stimmt „da" etwas nicht.
Es wäre schön, wenn der Körper solche nicht lebensbedrohlichen Schmerzen als harmlos einstufen und diese runterregulieren könnte, aber der Körper gewöhnt sich nicht etwa an Regelschmerzen – im Gegenteil:
Durch eine veränderte Nervenbotenstofffreisetzung wird das schmerzempfindliche Feld sogar vergrößert und noch empfindlicher für Schmerzen gemacht, sodass in der Folge häufig auch Schmerzen beim Wasserlassen und/oder beim Stuhlgang hinzukommen. Durch die Schmerzen nehmen die Betroffenen zudem oft eine Schon-/Fehlhaltung ein, die Atmung ist schlecht, es kommt zunehmend zu einer Beckenbodenverspannung, die sich von allein nicht wieder auflöst, und es stellen sich gehäuft azyklische Unterbauchschmerzen und Schmerzen beim Geschlechtsverkehr ein. Damit ist das Vollbild der Endometriose-Symptome komplett, die 4 Ds (vgl. Abb. auf der Seite 14):

- Regelschmerz (Dysmenorrhoe) / Zyklische und azyklische Unterbauchschmerzen
- Schmerzen beim Wasserlassen (Dysurie)
- Schmerzen beim Stuhlgang (Dyschezie)
- Schmerzen beim Geschlechtsverkehr (Dyspareunie)

Die ständige monatliche Freisetzung von Botenstoffen aus den Läsionen führt mehr und mehr zu einer lokalen Entzündungsreaktion im Bauch. Wir finden gehäuft Entzündungszellen in den Läsionen. Zudem setzen die Läsionen auch Wachstumsfaktoren frei, die neue Nervenfasern „anlocken". Die Nervenfasern wiederum locken ebenfalls über die Freisetzung von Nervenbotenstoffen Immunzellen an, sodass immer mehr Entzündung entsteht. Medizinerinnen und Mediziner nennen das neurogene Inflammation. Dadurch wird das Milieu im Bauchraum immer entzündlicher, und vermutlich ist das mit ein Grund für den Endobelly, den für Endometriose-Patientinnen so typischen Blähbauch (siehe Seite 24 f.).
Jedenfalls wird vermutet, dass sich dadurch zunehmend unregelmäßige und nicht mehr nur hormonabhängige Schmerzen einstellen können, die z. B. auch unter einer Hormontherapie fortbestehen können. All diese Veränderungen führen zu einer peripheren Schmerzsensitivierung: Der ganze Bauch – auch bei Berührung von außen und von innen – und der Beckenboden tun mit der Zeit weh.
Gleichzeitig kommt es im Gehirn in den schmerzgelinkten Arealen zu Umbauprozessen. Man nennt das „noziplastische Veränderungen", die man mit sogenannten funktionellen MRTs darstellen kann.

Das alles zusammengenommen erklärt, dass sich die Schmerzschwelle im Verlauf der Erkrankung weiter absenkt, dass also Schmerzen empfunden werden, auch wenn es nur eine Berührung ist, wie z. B. bei der gynäkologischen Untersuchung. Der oftmals extrem verspannte Beckenboden tut dann zum Teil so extrem weh, dass Geschlechtsverkehr nicht mehr möglich ist.
Nicht selten haben Frauen dann auch allgemein funktionelle Blasen- oder Darmstörungen, d. h., sie merken, dass sich die Blase füllt, bzw. sie haben Schmerzen bei voller Blase oder bei der Entleerung der Blase. Auch der Darm macht, was er will: Durchfall oder auch Verstopfung, das Gefühl, dass die Darmentleerung erschwert ist. Das alles passiert, weil man gegen den Druck der Beckenbodenmuskulatur ankämpfen muss, um sich zu entleeren. Die Beckenbodenmuskulatur (siehe Beckenbodenabbildung im Kapitel „Sport und Bewegung", Seite 73) schließt den Bauchraum nach unten hin ab. Sie hat drei Öffnungen für 1. die Harnröhre, 2. die Scheide und 3. den Darm. Verkrampft diese Muskulatur nun so extrem, ist die Überwindung dieser „Platte" mühsam und es können sich Blasen- und Darmentleerungsstörungen einstellen. Auch Geschlechtsverkehr (GV) kann zunehmend schmerzhaft werden (Dyspareunie). Daher ist Bewegung, gezielte Beckenbodenentspannung bis hin zur

Physiotherapie so wichtig. Gerade der Schmerz beim GV ist sehr belastend, ist doch eine schöne Sexualität etwas, was zur Lebensqualität und Zufriedenheit beiträgt. Daher sollten Sie diesen Schmerz nicht „aushalten" – man kann hier viel tun. Zunächst sollten Sie Ihre Frauenärztin darauf ansprechen, auch wenn diese wenig Zeit zu haben scheint. Es gibt auch ausgebildete Sexualmedizinerinnen, die ebenfalls helfen können. Was Sie selbst tun können, sind Beckenbodenentspannungsübungen und Yoga. Daneben gibt es vaginale Elektrostimulationsgeräte (ETS-Geräte), die man über eine Hilfsmittelverordnung verschrieben bekommen kann. Die regelmäßige Anwendung (mindestens 3-mal/Woche) und die Anwendung der aktiven Module helfen, die Schmerzen beim Verkehr um drei Schmerzpunkte zu verbessern, wie in einer Studie gezeigt werden konnte. Auch chronische Beckenbodenschmerzen reduzieren sich! Wenn das nicht ausreichend ist, dann fragen Sie Ihre Ärztin gezielt nach einer Beckenbodenphysiotherapie und erbitten eine Heilmittelverordnung (siehe Kapitel „Sport und Bewegung" ab Seite 70). Dass man in so einer vulnerablen Situation sowohl psychisch als auch körperlich extrem gestresst sein kann, erscheint logisch. Eine Reaktion darauf können Depressionen und Angststörungen sein, die signifikant häufiger bei Patientinnen mit Endometriose auftreten als bei Frauen ohne Endometriose. Daher braucht es eine psychologische Begleitung, eine Anleitung zur Selbstachtsamkeit (siehe Kapitel „Hilfe für die Psyche" ab Seite 46). Auch über die Ernährung lassen sich die durch die chronische Entzündung verstärkten Schmerzen und die beeinträchtigte Darmfunktion verbessern (siehe Kapitel „Ernährung" ab Seite 98).

Blutarmut und Eisenmangel

Nicht zu vergessen ist auch, dass die Adenomyose oftmals eine starke Blutung bedingt, dass also der Blutverlust meist bei über 80 ml liegt (Hypermenorrhoe). Die Blutmenge ist natürlich nicht so leicht einzuschätzen, wenn man keine Menstruationstassen benutzt. Aber wenn man z. B. seine Hygieneprodukte alle 1 bis 2 Stunden wechseln muss, die größten Größen nutzt und zum Teil auch „Gewebestücke" abgehen, dann ist das ein Hinweis darauf. Gerade diese Gewebestücke machen vielen Menschen Angst. Es ist aber tatsächlich kein Gewebe, sondern geronnenes Blut. In der Scheide ist relativ viel Platz: Kommt es hier zur Gerinnung, verfestigt sich das Blut; es hat dann die Konsistenz fast eines Leberstücks und platscht so mit raus. Wir nennen das Koagel, und solch ein Koagelabgang ist ein starkes Indiz für zu viel Blut bei der Blutung. Das kann zu Eisenmangel führen, weil viel Eisen mit dem Blut verloren geht,

und sogar zur Blutarmut (Anämie), weil von Monat zu Monat der Verlust nicht ausgeglichen werden kann.
Hier ist es sinnvoll, eine Blutbildkontrolle machen zu lassen. Der Hb-Wert liegt bei Frauen bei 12 bis 16 mg/dl. Liegt er darunter, besteht eine Anämie. Auch der Eisenspeicher kann im Blut kontrolliert werden. Das ist wirklich wichtig zu wissen, denn solch eine Situation erschöpft, man ist müde, schlapp, kann sogar Haarausfall haben; UND das ist absolut NICHT nötig! Diese Mängel müssen unbedingt ausgeglichen werden.
Viele Frauen sind aber so an diesen Zustand gewöhnt, weil es schon immer oder über einen langen Zeitraum hinweg so war, dass sie ihn nicht als etwas Besonderes wahrnehmen. Überlegen Sie hier bitte einmal kritisch, ob das bei Ihnen der Fall ist, und sprechen Sie ggf. die behandelnden Kolleginnen an und bestehen Sie auf einem Blutbild. Oft kann das auch der Hausarzt machen.
Wenn wir unsere Patientinnen fragen, geben fast alle einen gewissen Grad an Erschöpfung an. Es handelt sich um anhaltende Müdigkeit, Erschöpfung und Antriebslosigkeit. Das ist nicht gleichzusetzen mit dem chronischen Fatique-Syndrom. Aber wir werden in einer bald beginnenden Studie die Fatique bei Endometriose besser untersuchen.

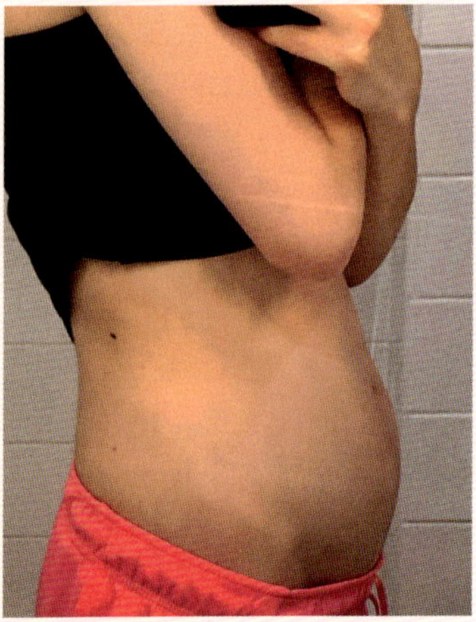

Viele Patientinnen leiden unter einem Endobelly, einem zyklisch aufgeblähten Bauch. Gegen die Schmerzen werden oft heiße Wärmflaschen auf den Bauch gelegt, wobei es nicht selten zu Verbrennungen kommt, weil die Unterbauchschmerzen stärker sind als die Hitze auf der Haut.

Endobelly

Besonders belastend kann der oftmals zyklisch auftretende enorme Blähbauch sein. Viele haben in der zweiten Zyklushälfte der Menstruation mit ihm zu kämpfen, andere Bäuche reagieren über den ganzen Monat auf Nahrungsmittel wie Gluten, Zucker, Histamin.
Das ist ein Phänomen, das wir noch besser verstehen lernen müssen. Was wissen wir bisher? Wir glauben, dass die

Darmflora (Mikrobiom), die hormonelle Regulation der Darmaktivität sowie das Enterische Nervensystem (ENS) – das sogenannte „Darmgehirn" – hier Einfluss nehmen. Die Darmflora und das Immunsystem stehen in einer engen wechselseitigen Beziehung. Endometriose-Herde stehen ebenfalls mit einer erhöhten Immun- und Entzündungsreaktion in Verbindung. Es besteht möglicherweise ein gegenseitiger Einfluss zwischen einem Ungleichgewicht der Darmflora, den Immun- und Entzündungsreaktionen und den Endometriose-Herden. Die genauen Ursache-Wirkungs-Beziehungen sind bislang nicht abschließend geklärt.

Für eine hormonelle Regulation der Darmaktivität und genderspezifische Unterschiede der Darmfunktion sowie bei Ausprägungen von Darmerkrankungen wie z. B. dem Reizdarmsyndrom gibt es zahlreiche Belege. Es scheint dadurch sehr naheliegend, dass auch durch Endometriose sowohl eher unspezifische als auch so spezielle Phänomene wie der Endobelly begünstigt werden. Besonders das zyklische Auftreten des Symptoms könnte dadurch erklärt werden. Ähnlich wie bei den Nervenfasern im Gehirn gibt es auch im Enterischen Nervensystem (ENS) Andockstellen für Hormone, die im Menstruationszyklus eine Rolle spielen. Die Funktionalität des Darms kann also innerhalb des Zyklus verschiedenen hormonellen Einflüssen unterliegen. Studien deuten auf Veränderungen des ENS bei Endometriose hin, die einen Teil der Ursache für den zyklischen Blähbauch darstellen könnten. Mithilfe der Ernährung kann der Endobelly gebessert werden. Auch dazu ist die Studienlage unzureichend. Erfahrungswerte von Betroffenen weisen jedoch darauf hin, dass einige Aspekte der Ernährung eine Verbesserung verschiedener Endometriose-Symptome – den Endobelly eingeschlossen – bewirken können. Dazu gehören eine antientzündliche Ernährung, möglichst wenig Zucker und Gluten, eine überwiegend pflanzliche und ballaststoffreiche Ernährung sowie eine ausreichende Zufuhr von antioxidativen Stoffen: Vitamin C, E, A und D sowie Selen und Zink.

Der Endobelly ist also ein speziell bei Endometriose auftretendes Symptom, das nicht so ohne Weiteres mit anderen Beschwerden des Magen-Darm-Trakts gleichgesetzt werden kann und von Ärzten und anderen Behandlerinnen ernst genommen werden sollte. Durch bestimmte Ernährungsumstellungen können die Beschwerden in vielen Fällen gelindert werden.

Zusammengenommen ist Endometriose/Adenomysoe extrem komplex und hat viele Facetten und Symptome – wir sprechen daher bei Endometriose von dem Chamäleon der gynäkologischen Erkrankungen.

DIAGNOSE

Eine ausführliche Anamnese ist das Wichtigste. In Endometriose-Zentren gibt es Kolleginnen und Kollegen, die sehr professionell und routiniert vorgehen, aber das ist leider nicht immer und überall der Fall.

Daher ist es sehr wichtig, sich vorzubereiten! Der Schmerzfragebogen der Arbeitsgemeinschaft Endometriose (AGEM) kann hier helfen, zu sortieren und auch die Schmerzstärke einzuschätzen (www.ag-endometriose.de/fileadmin/pdf/Downloads/AGEM_Basis_Fragebogen.pdf). Denn wenn man als Betroffene zum Arzt geht und schlicht sagt: „Ich habe starke Unterbauchschmerzen", kann das „hundert" Ursachen haben, und nicht jeder ist darin geschult, diese spezifische Schmerzanamnese unter Berücksichtigung von vielen möglichen Differenzialdiagnosen zu machen. Es gibt ja durchaus noch andere Erkrankungen, die Unterbauchschmerzen bedingen können, wie chronisch-entzündliche Darmerkrankungen oder Reizdarm, urologische wie chronische Harnwegsinfektionen, psychische Schmerzstörungen oder noch weitere gynäkologische Erkrankungen.

Das ganz Wesentliche ist aber die Zyklusabhängigkeit, die meist herausgearbeitet werden muss. Damit kann man gut differenzieren, denn die anderen Erkrankungen haben das ja nicht. Daher ist es gut, sich selbst darüber im Klaren zu sein, wann Beschwerden auftreten, ob diese in einem wiederkehrenden Muster auftreten, wenn ja, dann wann (vor, während, nach der Blutung), und anschließend die Punkte „Regelblutung", „zusätzliche Unterbauchschmerzen zyklisch/nicht zyklisch", „Schmerzen beim Wasserlassen, Stuhlgang oder Geschlechtsverkehr" differenziert zu betrachten. (Achtung: Wenn man die „Pille" nimmt, sind Endometriose-Schmerzen eher diffus und ohne zeitliches Muster, da ja die Ovulation, also der Eisprung, unterdrückt wird und der Zyklus ausgeschaltet ist.)

Das Thema Schmerzen beim Geschlechtsverkehr ist ebenfalls sehr wichtig und differenziert zu beschreiben. Bitte achten Sie einmal darauf, wo die Schmerzen sind – das ist nicht so einfach, ich weiß! Aber Schmerzen können eher am Scheideneingang bestehen oder bei tiefer Penetration weiter im Bauch. Am Scheideneingang kommt wieder der Beckenboden ins Spiel, bei verhärteten Muskeln ist das dann nämlich schmerzhaft. Das ist an sich eine gute Nachricht, denn hier kann man viel tun! Manche Frauen haben aber auch ein Brennen in der Scheide, eine sogenannte Vulvodynie (schmerzende Vulva), etwa 1 bis 2 % der Frauen leiden darunter. Hierbei kommt es zu unklaren idiopathischen Schmerzen, meist liegt dem auch eine im Gewebe bestehende neurogene Inflammation zugrunde – die Therapie ist schwer. Eine Vulvodynie hat an sich nicht direkt etwas mit Endometriose zu tun, kommt aber bei Menschen mit chronischen Schmerzen häufiger vor. Wird der Schmerz eher in der Tiefe ausgelöst, ist oft die Gebärmutter schmerzhaft, oder es besteht eine tief infiltrierende Endometriose (TIE) an den Bändern der Gebärmutter zum Rücken oder im Septum zwischen Scheide und Darm. Auch hier kann natürlich der Beckenboden eine Rolle spielen, wenn die höheren Anteile des Beckenbodens betroffen sind, denn dieser ist wie ein Trichter aufgebaut, der nach unten spitz zuläuft,daher besteht hier ein Höhenunterschied. Scheuen Sie sich bitte nicht, gemeinsam mit Ihrer Ärztin auf die Suche zu gehen, wo genau diese Schmerzen herkommen, denn das ist wichtig für die weitere Therapie – es muss Ihnen nicht peinlich sein. Sprechen Sie während der Untersuchung darüber, was Sie fühlen, ob der Schmerz provoziert werden kann oder nicht, und wenn ja, wo er genau ist. Dann kann man eine gezielte Therapie veranlassen.

Und wenn es zu schlimm ist, sagen Sie das bitte. Dann muss die Untersuchung abgebrochen werden – Sie müssen das nicht ertragen! Nicht stillschweigend die Zähne zusammenbeißen, das ist auch für die Untersucherin nicht gut, sie möchte Ihnen ja nicht wehtun.

Ein wichtiges Thema, das ich bisher noch nicht angesprochen habe, ist auch die Frage nach der Familienplanung. Denn unerfüllter Kinderwunsch (Infertilität) kann ein weiteres wichtiges Symptom der Endometriose/Adenomyose sein. Sollten Sie also bereits versuchen, schwanger zu werden, und sind es trotz Geschlechtsverkehr (1- bis 2-mal/Woche) auch nach einem Jahr noch nicht geworden, wenn Sie unter 30 Jahre alt sind (oder nach sechs Monaten, wenn Sie über 30 Jahre alt sind), dann sprechen Sie das bitte gezielt an, denn dann muss eine weitere Diagnostik eingeleitet werden bzw. eine Vorstellung in einem Kinderwunschzentrum erfolgen.

Die körperliche Untersuchung

Zunächst erfolgt allgemein eine Spekulumeinstellung, so kann sich die Untersucherin den Scheideneingang, die Scheide sowie den Muttermund ansehen. Insbesondere sollte aber das hintere Scheidengewölbe untersucht werden, da hier rektovaginale Knoten sitzen können. Vor allem wenn Sie beim Geschlechtsverkehr in der Tiefe Schmerzen haben oder auch beim Stuhlgang. Trauen Sie sich und fragen Sie explizit nach, ob da „was“ ist.

Dann folgt die bimanuelle Abtastung, wobei die inneren Genitalorgane auf Größe und Beweglichkeit abgetastet werden. Insbesondere sollte beim Austasten aber auch auf den Beckenboden geachtet werden. Haben Sie das Gefühl, dass dies nicht berücksichtigt wird, dann fragen Sie einfach: „Wie sieht es denn mit meinem Beckenboden aus, können Sie dazu etwas sagen, bitte?“ Zur gründlichen Untersuchung gehört in der Regel auch eine digitale Austastung des Enddarms, denn auch im Darm können Herde sitzen, die sich ertasten lassen.

Die Ultraschalluntersuchung

Sie ist definitiv Teil der Diagnostik. Das ist immer wieder ein Thema, denn sie gehört nicht zur Basisversorgung. Frauenärzte haben nur ein bestimmtes Budget, also eine definierte Anzahl an Ultraschalluntersuchungen zur Verfügung, die dann am Ende auch bezahlt werden. Überschreiten sie diese Anzahl, werden die überzähligen nicht bezahlt – ein Dilemma, denn dadurch halten sie sich sehr zurück.

Bestehen Sie dennoch darauf! Oder lassen Sie sich überweisen, wenn evtl. die Expertise nicht vorliegt. Oder zahlen Sie für diese Individuelle Gesundheitsleistung (IGeL) – ich weiß, das ist nicht okay, aber was soll man machen –, denn der Ultraschall ist derzeitig das wesentliche Instrument, um Endometriose und vor allem auch Adenomyose zu sehen, also auch zu diagnostizieren. Man kann sehr gut die Gebärmutter darstellen, ihre Größe, die Dicke der Wände und ihre Beschaffenheit (siehe das folgende Kapitel „Diagnose der Adenomyose“ ab Seite 30).

Aber noch mehr: Vor der Gebärmutter liegt die mit Urin gefüllte Blase. Beim Ultraschall kann man sehr gut die Blasenwand darstellen und eine mögliche Blasen-Endometriose sehen. Das sind in der Regel immer Knoten, die von der Gebärmutter „rüberwachsen“ und bedingen, dass die Blasenwand nicht abschiebbar von der Gebärmutter ist.

Genauso schaut man auch hinter die Gebärmutter und kann mit leichten Schiebebewegungen mit dem Ultraschallkopf sehen, ob der Darm an der Gebärmutter „längsschlittert“, das sogenannte „positive sliding sign“, oder ob dieser dort klebt. Es lässt sich so der Douglas-Raum siehe Abb. Seite 11) darstellen und auch das „septum rektovaginale“. Geübte schauen sich die ganze Darmwand an und verfolgen diese. Diese ist im Falle einer Darm-Endometriose ganz charakteristisch verändert. Sollte eine Darm- oder Scheiden-Endometriose vorliegen, sollte unbedingt ein Nierenultraschall erfolgen, denn in seltenen Fällen können solche Herde den Harnleiter abdrücken.

Und dann kommt es zum Rückstau von Urin in die Niere, was über eine längere Zeit zu einer Schädigung der Niere bis hin zum kompletten Absterben dieser führen kann. Daher auch hier darauf achten, dass das geschieht, sonst sicherheitshalber zum Hausarzt gehen und das noch mal nachprüfen lassen.
Und dann sind da noch die Eierstöcke, die Ovarien, sie müssen natürlich ebenfalls angesehen werden. Bei den Ovarien achtet man auf Größe und Lokalisation. Auch hier muss geprüft werden, ob sie, wie es sein sollte, frei oder aber mit der Gebärmutter verklebt sind. Oder, wenn Zysten vorliegend sind, sich sogar hinter der Gebärmutter berühren („kissing ovaries"). Sie sind durchsetzt von kleinen Bläschen, den Follikeln, die die Eizellreserve widerspiegeln. Die Anzahl nimmt altersabhängig ab. Bei einer Frau um die 40 sind weniger Funktionszeichen zu sehen als bei einer 20-Jährigen, das ist normal. Manchmal, wenn dies nicht altersgerecht ist, nehmen wir den Anti-Müller-Hormonwert ab (aus dem Blut), um zu schauen, ob die Eizellreserve im Normbereich liegt. Sollte dieser Wert bei einer jungen Frau niedrig sein, muss man das besprechen.
Der Eierstock ist ein dynamisches Organ, denn dort findet ja die Follikelreifung bis hin zum Eisprung statt und aus dem gesprungenen Follikel entsteht der Gelbkörper („corpus luteum"). Das alles kann man im Ultraschall sehen. Springt mal ein Follikel nicht oder blutet ein Gelbkörper ein, können sogenannte funktionelle Zysten entstehen. Diese sind oft größer als 2 cm und können auch richtig groß werden, sind aber harmlos und verschwinden meist von selbst wieder. Sie sind zu unterscheiden von echten Zysten, also echten Neubildungen: Dazu gehört die Endometriose-Zyste (Endometriom), die meist ganz rund und glatt begrenzt ist und, weil sie Blut beinhaltet, im Ultraschall wie Milchglas erscheint – eigentlich eine typische Blickdiagnose. Da aber funktionelle Zysten auch manchmal eingeblutet sind, kann man sie nicht immer zu 100 % von den Endometriose-Zysten unterscheiden. Hier ist es sinnvoll, nach sechs Wochen noch mal zu schauen, denn in der Zeit sind funktionelle Zysten in der Regel wieder verschwunden, eine Endometriose-Zyste aber bleibt.
Sollten Endometriose-Zysten gesehen werden, sollte m.E. sofort eine hormonelle Therapie eingeleitet werden, um zu vermeiden, dass diese an Größe zunehmen und damit dann erst zu einem Problem werden. Mit zunehmender Größe drücken sie auf das normale Ovargewebe und können die Eizellreserve schädigen – solange sie unter vier Zentimeter sind, ist das meist nicht der Fall. Unter einer Hormontherapie nehmen sie sogar oft wieder an Größe ab, denn sie unterliegen auch dem zyklischen Einfluss von Östrogen und wer-

den sonst peu à peu immer größer. Dazu später mehr (siehe Seite 38 ff.).

Diagnose der Adenomyose

Im Zentrum dieser Erkrankung steht die Gebärmutter: Hier manifestiert sich die Adenomyose. Dies ist aber ein sehr schleichender Prozess, im Anfangsstadium für Untersucherinnen quasi unsichtbar. Erst wenn die Krankheit schon weit fortgeschritten ist, können wir Veränderungen im Gewebe erkennen und nachweisen. Doch bis dahin haben die Frauen bereits einen langen und schmerzvollen Leidensweg hinter sich. Etwa 90 Prozent der Frauen, die später eine Endometriose bekommen, hatten bereits bei der ersten Regelblutung Schmerzen (primäre Dysmenorrhoe). Zu diesem frühen Zeitpunkt ist die Erkrankung noch nicht sichtbar und zunächst „nur" durch extrem starke Regelschmerzen charakterisiert (biochemische Phase).

Erst im Laufe der Zeit kommt es zu Veränderungen auf zellulärer Ebene: Jetzt finden Umbauprozesse in der Gebärmutter statt, genauer in der Übergangszone von Gebärmutterschleimhaut (Endometrium) und Gebärmuttermuskulatur (Myometrium), also der Junktionalzone. Daraus entwickelt sich eine sogenannte Archimetrose, die später dann zur Adenomyose und letztlich zur Endometriose führen kann. Man kann sich das wie ein ganz schwaches Erdbeben vorstellen, bei dem mikroskopisch kleine, quasi nicht sichtbare Risse im Gewebe entstehen. Was zunächst harmlos ist, führt mit der Zeit dazu, dass sich die Architektur des Gewebes der Junktionalzone verändert und aufbricht. Jetzt erst können wir die Gewebsveränderungen im Ultraschall sehen. Wenn dann auch noch aktivierte Stammzellen in die Tiefe der Gebärmuttermuskulatur abwandern – aufgrund der „Risse" können sie das –, kommt es auch dort zur Ansiedlung von Adenomyose-Herden. Jetzt können wir verdickte Muskelwände der Gebärmutter erkennen. In dieser frühen Phase können bereits starke Regelschmerzen bestehen, ohne dass man per Ultraschall sichtbare Veränderungen in der Gebärmutter sehen können muss.

Viele Jahrzehnte wurde die Gebärmutter sowohl in der Ultraschalldiagnostik als auch im MRT vernachlässigt und Veränderungen wurden oft einfach komplett ignoriert oder als Myom abgetan.

Mehr und mehr spezialisierte Ultraschallspezialistinnen und -spezialisten schauen sich die Gebärmutter heutzutage aber mit ganz anderen Augen an, und so konnten nun viele Veränderungen der Adenomyose zugeordnet werden, die in unterschiedlichen Formen, Lokalisationen und Ausprägungen auftreten kann.

Es gibt im Ultraschall sichere und unsichere Zeichen der Adenomyose. Sichere

Zeichen sind Zysten (echoleere flüssigkeitsgefüllte Bläschen, die manchmal nur 2 bis 3 mm groß sind), die sich innerhalb der Muskelwand finden, und sogenannte echogene Areale, die heller erscheinen. Das sind dann Schleimhautinseln.
Nur: Wenn man sichere Zeichen sieht, ist die Gebärmutterwand schon arg verändert. Unsichere Zeichen sind beidseitig bzw. asymmetrische verdickte Muskelwände. Da die Gebärmutter ein Muskel ist, könnten das manchmal auch einfach vorübergehende Kontraktionen sein, daher ist dieses Zeichen unsicher. Das bedeutet, dass die Diagnose nicht immer eindeutig zu stellen ist, denn wenn man „noch" nichts sieht im Ultraschall, heißt das nicht, dass die Anfänge nicht schon im Gang sind. Dennoch ist das eigentlich ein gutes Zeichen, DENN sichere Zeichen bedeuten sichere Adenomyose und dann ist die Gebärmutter schon irreversibel erkrankt.
Es sollte aber ja nicht allein nur bei Befund behandelt werden, sondern das Symptom. Daher gilt: Auch wenn „nichts" zu sehen ist, darf behandelt werden. Je mehr zu sehen ist, desto strikter sollte aber behandelt werden.

HORMONTHERAPIE ODER OPERATION?

Bei der Therapie von Endometriose bzw. Adenomyose muss man zwei Aspekte beachten: Das eine ist die Behandlung (= Inaktivierung) der Läsionen, das andere ist die Behandlung von Schmerzen. Zum Teil ist auch eine Kinderwunschbehandlung erforderlich.

Jede Behandlung ist relativ und es muss bedacht werden, welche Konsequenzen eine Nichtbehandlung für die einzelne Betroffene haben könnte. Dafür muss man natürlich genau wissen, wie die Situation ist (Art der Läsionen), wie die Beschwerden sind UND wie die Familienplanung aussieht.
Warum spreche ich hier in einem Buch, das über Behandlungsmöglichkeiten informiert, nun aber von einer Nichtbehandlung?

Das tue ich, weil Endometriose bzw. Adenomyose eine hormonabhängige Erkrankung ist und sie daher grundsätzlich hormonell behandelt wird. Das aber ist nun etwas, was viele Frauen und menstruierende Menschen kritisch für sich sehen und eigentlich nicht möchten. Der Eingriff in den Zyklus wird als übergriffig empfunden, als zu großer Eingriff in die körperlichen Abläufe. Zudem besteht die Sorge vor Nebenwirkungen. Verzichtet man für sich auf eine hormonelle Therapie, dann muss man wissen, dass ein Fortschreiten der Erkrankung nicht unterdrückt werden kann bzw. auch nach operativen Eingriffen, in denen die Läsionen entfernt worden sind, eine hohe Wahrscheinlichkeit besteht, dass neue Herde wiederkommen. Das gilt vor allem für Zysten und Bauchfellherde.

Ich spreche mich nicht dagegen aus, dass Betroffene das für sich entscheiden, aber ich möchte, dass sich alle der Konsequenzen bewusst sind. Man kann die Symptome der Erkrankung zwar gut mit multimodalen Therapien steuern (siehe Seite 8 ff.), aber leider nicht das Wachstum der Herde damit stoppen. Gerade wenn eine Diagnose in jungen Jahren erfolgt, an Familienplanung noch gar nicht gedacht wird oder man dieser sogar eher ambivalent gegenübersteht, gilt es trotzdem zu überlegen, inwieweit man ein Fortschreiten der Erkrankung als solches stoppen möchte, um die Organe (Uterus und Eierstöcke) vor Läsionen zu schützen, also die Fertilität zu erhalten. Denn auch wenn weltweit gesehen Endometriose- bzw. Adenomyose-Betroffene gleich häufig Kinder bekommen wie Nicht-Betroffene, so ist es doch so, dass die Gruppe der Über-35-Jährigen mit Endometriose eben weltweit nicht ins Gewicht fällt, weil in vielen Regionen dieser Welt die Familienplanung viel eher angegangen wird. Wenn wir uns aber diese Gruppe gezielt ansehen, dann gibt es in ihr zum Teil durchaus große Probleme, schwanger zu werden, schwanger zu bleiben, oder auch geburtshilfliche Komplikationen. In dieser Gruppe besteht eine klare Korrelation zum Ausmaß der Erkrankung, d. h., viel bzw. ausgedehnte Endometriose oder schwere Adenomyose sind mit Unfruchtbarkeit assoziiert. Ich glaube, dass man mit einer suffizienten hormonellen Therapie das Fortschreiten der Endometriose vermeiden bzw. stark reduzieren und vor allem auch die Anzahl an Operationen reduzieren kann, ja dass man evtl. sogar ganz ohne Operation auskommt.

Wurden bereits Zysten (einseitig oder beidseitig) an den Ovarien entfernt, kann die Eizellreserve reduziert sein. Sie liegt dann evtl. noch im Normbereich, kann aber auch darunterliegen. Da der Anti-Müller-Hormonwert (AMH) altersabhängig weiter fällt, muss man sich bei erniedrigter Eizellreserve Gedanken machen, vor allem wenn man jung ist und erst später Kinder haben möchte. Ein niedriger AMH bedeutet nicht, dass man nicht schwanger werden kann, aber wenn ein niedriger AMH und höheres Alter zusammentreffen, kann es erhebliche Einschränkungen geben. Hier sollte eine AMH-Bestimmung durchgeführt werden. Die Konsequenz wäre, direkt schwanger zu werden oder Eizellen einfrieren zu lassen („medical freezing“). Das wird aber derzeitig nach einer erfolgten Operation am Ovar nicht von den Kassen übernommen. Die Ausbeute an Eizellen nach einer Stimulation hängt zudem stark vom AMH ab. Je besser dieser ist, desto besser sprechen die Ovarien auf die Stimulation an und desto mehr Eizellen können gewonnen werden.

Was ich damit sagen möchte: Eine erneute Zyste würde hier die ganze Problematik noch erheblich erschweren. Deshalb rate ich in solchen Fällen meist zu einer hormonellen Therapie, selbst wenn keine Beschwerden vorliegen. Um Rückfälle zu vermeiden, ist hier eine Hormontherapie empfehlenswert (Rezidivprophylaxe), denn ohne eine solche treten bei jungen Leuten zwischen 20 und 29 Jahren in bis zu 40 % der Fälle wieder Zysten auf. Das Risiko sinkt erst langsam mit zunehmendem Alter: Bei 30- bis 39-Jährigen ist es geringer (20 bis 30 %) und bei Menschen ab 40 Jahre unter 20 %.

Am besten ist es, wenn es nicht zur Operation an den Eierstöcken kommt, damit die Eizellreserve erst gar nicht geschädigt wird. Dazu ist es aber wichtig, dass solche Zysten nicht zu groß sind, denn sonst drücken sie auf das Gewebe. Daher ist die Ultraschalldiagnose einer Endometriose-Zyste für mich eine Indikation, schnell und suffizient eine Hormontherapie zu starten. Meist werden Zysten dann wieder kleiner, bleiben zumindest stabil und man gewinnt Zeit für seine individuellen Entscheidungen zu diesem Thema.

Sollte doch eine Indikation zur Operation bestehen, haben wir in diesem Fall die wirklich großartige Option, das „medical freezing“ als Kassenleistung zu bekommen. Denn wenn die Indikation VOR der eizellschädigenden Maßnahme erfolgt, übernehmen die Kassen das. Das ist allerdings eine gewisse Grauzone, denn so richtig ist das Thema Endometriose in diesem Bereich noch nicht angekommen. Für Patientinnen mit Krebsbehandlungen (Operationen, Bestrahlung und Chemotherapien) ist klar, dass das nicht gut für die Eierstockfunktion sein kann, aber dass Endometriose-Operationen die Eizellreserve ebenfalls stark beeinträchtigen können, scheint nicht allgemein bekannt zu sein. Manche Kinderwunschzentren machen das aber.

Die große Frage ist immer, was man bei relativ asymptomatischen tief infiltrierenden Herden z. B. in der Scheide oder im Darm macht, die eher als Zufallsbefund gesehen wurden. Solange sie nicht wachsen, die Darmfunktion ohne Probleme klappt und auch kein Harnstau besteht, muss weder zwingend operiert werden noch zwingend eine Hormontherapie erfolgen. Dennoch verursachen sie bei genauer Nachfrage durchaus oftmals Beschwerden. Bevor jedoch so eine große Operation erfolgt, kann man erst mal die Hormontherapie versuchen. Das klappt meist sehr gut. Grundsätzlich muss man sich hier die Gesamtsituation ansehen und nicht nur die Symptome, auch das Alter und die Familienplanung müssen berücksichtigt werden. Wurde der Befund bei einer Patientin über 40 mit abgeschlossener Familienplanung entdeckt, ist die Wahrscheinlichkeit, dass die Läsionen noch stark progredient weiterwachsen, geringer als bei einer jungen Patientin. Bei jüngeren, insbesondere wenn der Kinderwunsch noch offen ist, würde ich dagegen in jedem Fall zu einer hormonellen Therapie raten.

Bei Befunden mit starken Beschwerden aber ist es viel einfacher: Sie müssen behandelt werden. Es kann dann ebenfalls zuerst eine Hormontherapie versucht werden, auch damit die Herde nicht größer werden. Hier reichen Schmerzmittel allein nicht. Schlägt die hormonelle Therapie nicht an, bestehen auch unter Blutungsfreiheit weiterhin Schmerzen, ist der Stuhlgang unregelmäßig, weil eine Engstelle passiert werden muss, oder besteht ein Harnstau, dann muss man über eine Operation sprechen. Harnstau und Darmengstellen sind absolute OP-Indikationen, weil es sonst zum Verlust der Niere kommen kann bzw. auch zu einem Darmverschluss!

Das andere Thema ist der Schmerz. Es sollte eine suffiziente Schmerztherapie erfolgen, um die Entwicklung eines chronischen Schmerzsyndroms bzw. die Entwicklung von sekundären, schmerzverstärkenden körperlichen Veränderungen wie muskuloskeletale Veränderungen zu vermeiden bzw. auch wieder lösen zu können. Diese Beschwerden können theoretisch auch mit Schmerzmitteln, Ernährungsumstellung und Bewegung bis hin zur Physiotherapie, Yoga, MBSR usw. angegangen werden. Inwieweit das ausreicht, muss jede und jeder kritisch für sich hinterfragen, denn hier droht das chronische Schmerzsyndrom, in das man rutschen kann und das irgendwann auch nicht mehr zugänglich ist, wenn noziplastische Veränderungen die Schmerzempfindung entkoppelt haben und diese wie eine hängen gebliebene Schallplatte ihre Runden ziehen. Sind die Beschwerden zyklisch auf wenige Tage begrenzt, können die oben genannten Therapiemöglichkeiten versucht werden. Je mehr Schmerztage man hat, desto eher braucht man aber darüber hinaus eine Hormontherapie.

Die Erfahrung hat uns gelehrt, dass es, je schlimmer die Schmerzen sind, eher nicht ohne eine hormonelle Therapie geht. Denn die Alternative wären ja dann hoch dosierte Schmerzmittel, und auch diese möchten die meisten Betroffenen eher nicht nehmen. Ich sage dann immer „Einen Tod muss man sterben", wenn man Endometriose bzw. Adenomyose behandelt haben will. Auch hier besteht große Unsicherheit in Bezug auf die Einnahme von Schmerzmitteln. Wenn ich danach frage, was und wie viel sie nehmen, berichten viele Betroffene, dass sie mit der Einnahme warten, bis es gar nicht anders geht, dass sie eigentlich immer versuchen, „es" auszuhalten. Darauf erwidere ich immer: „Ganz falsch." Das macht nämlich insofern keinen Sinn, als dass man sein Schmerzgedächtnis erst mal gefüttert und hungrig auf mehr gemacht hat und dann viel mehr Schmerzmittel braucht, um es wieder zu beruhigen. Besser wäre es, so früh wie möglich mit einem Schmerzmittel zu beginnen, sobald ein erstes Anzeichen von Schmerz da ist, und dieses dann an den Schmerztagen regelmäßig zu nehmen, sodass man „schmerzzufrieden" ist, d. h. auch arbeiten kann (siehe den Kasten im Kapitel „Hilfe für die Psyche" auf Seite 54 f.).
Ich verstehe die Sorgen rund um die Schmerzmitteleinnahme: Natürlich muss man schauen, ob das alles so okay ist, denn Überdosierungen dürfen auf keinen Fall sein, da besteht die Gefahr der Leber- und Nierenschädigung. Und es dürfen nicht an zu vielen Tagen Schmerzmittel genommen werden, sonst wird es Magenprobleme geben. Aber ich bin absolut dagegen, dass Menschen Schmerzen ertragen müssen. Das sollte nicht sein.
Solange man gute Effekte mit Schmerzmitteln hat, also auf der Visuellen Analogskala (VAS) auf unter 3 kommt, die Mittel an 3 bis max. 5 Tagen regelmäßig nimmt und nur gelegentlich noch mehr nehmen muss, kann man das so versuchen. Sonst sollte man ehrlich mit sich sein und sich eingestehen, dass es nicht klappt, und eine hormonelle Therapie in Betracht ziehen. Hier noch einmal: Diese vielen Blutungen, die wir heutzutage haben, sind NICHT physiologisch, die muss man nicht haben. Wir reden hier von einer Erkrankung, die die Genitalorgane zerstört, von einer medizinischen Indikation! Hier ist der Zyklus toxisch (siehe Kapitel „Schmerzvariationen besser verstehen" ab Seite 15). Entscheiden Sie sich für eine Therapiestrategie und hadern Sie dann nicht damit.
Natürlich kann man Nebenwirkungen unter Hormonen haben, das muss dann ausgeglichen werden – das ist klar. Es gibt viele verschiedene Präparate, in der Regel lässt sich das richtige finden. Fine-Tuning ist alles! Aber zu viele Schmerzmittel zu nehmen, ist auch keine Lösung – und Schmerzen zu haben

erst recht nicht! Ich vergleiche das immer gern mit Diabetes mellitus: Hier ist ganz klar, dass Ernährung, Sport, Lifestyle usw. entscheidend sind – das ist die Basis. Reicht das nicht, werden Tabletten verordnet (das wären bei uns die Schmerzmittel), reicht das aber immer noch nicht, droht auch beim Diabetes das Insulin (Hormon). Auch kein Spaß. Hier hat man aber einen Blutwert, das HbA1c, der anzeigt, ob die Blutzuckereinstellung optimal ist oder nicht, denn ein erhöhter Blutzucker zerstört auch die Organe (Nieren, Augen, Gefäße, Nerven ...). Für Endometriose bzw. Adenomyose haben wir leider solch einen Marker nicht, wir haben nur die Lebensqualität, an der wir das bemessen können, und die wurde leider bei zu vielen Frauen über zu viele Jahrhunderte hinweg ignoriert, sodass wir sie jetzt so gering einschätzen.

Positiv bei einer hormonellen Therapie ist: Es ist entlastend, keine Blutungen zu haben. Gönnen Sie sich die Auszeit von der Blutung. Versuchen Sie eine positive Einstellung dazu zu finden, denn genau so, wie es Placeboeffekte gibt, gibt es Noceboeffekte: Wenn Sie mit einer superschlechten Einstellung in die Therapie gehen, wird das nichts, dann spüren Sie mit der ersten Tablette irgendwelche „Neben"-Wirkungen. Man sollte einer hormonellen Therapie auf alle Fälle eine Chance geben und sie mindestens 4 bis 6 Monate lang versuchen, wenn es nicht wirklich gravierende Nebenwirkungen gibt, die absolut nicht tolerabel sind (das wären Migräne mit Aura, Bluthochdruck, Depressionen und suizidale Gedanken).

Was spricht für, was gegen eine Operation?

Zur Sicherung der Diagnose wird nicht mehr operiert, sondern wie oben beschrieben mit einer konservativen Therapie begonnen. Sollten darunter aber weiterhin Schmerzen bestehen, dann setzt man die Hormontherapie wieder ab und macht eine Bauchspiegelung (Laparoskopie), die zum Ziel hat, alle Bauchfellherde zu entfernen.

Manche Frauen möchten gern, bevor sie mit einer Hormontherapie starten, genau wissen, ob es Endometriose ist. In solchen Fällen kann man das natürlich so besprechen und zieht die OP vor.

Aber an sich ist ein hormoneller Therapieversuch durchaus sinnvoll, auch um zu testen, ob er vertragen wird. Denn wenn das nicht der Fall ist, besteht wiederum bei der Operation die Option, eine lokale hormonelle Therapie mit einer Hormonspirale zu versuchen. Dazu sollten allerdings die Endometriose-Herde im Bauch entfernt worden sein. Die Hormonspirale wirkt nur auf die Gebärmutter. Zudem ist klar, dass bei bestätigter Endometriose die Empfehlung einer Hormontherapie folgt, weil die Krankheit sonst wiederkommt.

Für mich hat die Vermeidung einer Operation höhere Relevanz, und wenn die Beschwerden und Ultraschallbefunde eindeutig sind und die Schmerzen mithilfe einer Hormontherapie verschwinden, dann sehe ich keinen Grund für eine Operation. Früher wurden Endometriose-Patientinnen oft mehrfach operiert, aber leider ohne lang anhaltenden Erfolg. Ich kenne Frauen, die über 40 Operationen hatten ...

Es ist wichtig, nach einem multimodalen Konzept vorzugehen. Operationen können erforderlich sein, aber wenn, dann sehr gezielt und gut geplant und immer mit Blick auf alles andere, wie z. B. die Familienplanung.

Wenn eine hormonelle Therapie suffizient erfolgt ist, d. h., es bestanden keine Menstruationsblutungen mehr, auch keine Zwischenblutungen, und wenn jedoch weiterhin unregelmäßige Schmerzen bestehen, dann ist das in meinen Augen der richtige Zeitpunkt für eine Operation.

Wenn wir daraufhin die Bauchspiegelung machen, sind fast immer Bauchfellherde zu erkennen. Werden diese dann entfernt, kommt es sehr wahrscheinlich zu einer Besserung der Beschwerden, da gerade unter einer suffizienten Hormontherapie die Gebärmutter keine Schmerzen verursacht, sondern der Schmerzfokus bei den Läsionen liegt (siehe das nachfolgende Kapitel ab Seite 38).

Die weitere Indikation zur Operation ist der unerfüllte Kinderwunsch. Hier gilt natürlich wieder der Blick über den Tellerrand, hier sind das Alter (Eizellqualität und -quantität), die Dauer der Kinderlosigkeit und natürlich auch die Spermienqualität von großer Bedeutung für die Planung. Bei jüngeren Frauen unter 35 mit einem Partner mit unauffälligen Spermien und einem Verdacht auf Endometriose ist die Operation mit Sanierung am ehesten sinnvoll. Denn zum einen werden die Schmerzen vermindert und zum anderen reduziert sich mit der Entfernung der Läsionen das Entzündungsmilieu.

Bei Untersuchungen, die einige Jahre zurückliegen, wurden Spermien mit der Bauchfellflüssigkeit von Frauen mit Endometriose zusammengebracht. Da sich diese dann schlechter bewegt haben, ist davon auszugehen, dass die Entzündung die Abläufe stört. Zudem wird bei einer Operation die Eileiterdurchgängigkeit geprüft; auch das hilft oft, die Entzündungsfaktoren zu reduzieren.

Erhofft man sich, mit der Operation dem betroffenen Paar zu einer spontanen Schwangerschaft zu verhelfen, macht die OP Sinn. Man darf jedoch nicht zu viel erwarten: Die Anzahl der Frauen, die operiert werden müssen, damit eine mehr schwanger wird, liegt bei 12. Meiner Meinung nach hängt das Ergebnis aber auch sehr von der Gründlichkeit des operierenden Personals ab.

In manchen Situationen, etwa wenn die Spermienqualität eindeutig eingeschränkt ist, ist allerdings eher direkt zu einer Kinderwunschbehandlung zu raten. Das sind sehr individuelle Entscheidungen und diese sollten immer gemeinsam mit den Expertinnen und Experten vom Kinderwunschzentrum und dem Endometriose-Zentrum getroffen werden.

NICHT-OPERATIVE THERAPIEN UND HORMONTHERAPIEN

Es gibt viele Möglichkeiten, gegen den Schmerz vorzugehen: Pflanzliches, Schmerzmittel, Hormone. Im Folgenden werden alle detailliert vorgestellt, insbesondere die Varianten der hormonellen Therapie.

Pflanzliches und Supplements

Die dauerhafte Einnahme von Mönchspfeffer kann helfen, sprechen Sie Ihre Apothekerin darauf an. Mönchspfeffer hatte in Studien positive Auswirkungen auf Hormonstörungen wie das Polyzystische Ovarialsyndrom (PCOS) und auch auf das prämenstruelle Syndrom (PMS) sowie auf zyklische Brustschmerzen. Zu Mönchspfeffer und Endometriose gibt es keine Studien, dennoch berichten einige Patientinnen von guten Erfolgen. In randomisierten Studien konnte zudem gezeigt werden, dass Palmitylethanolamid (PEA), ein Endocannabinoid-Abkömmling, ebenfalls bei Regelschmerzen zu einer signifikanten Schmerzbesserung führte. Ebenso die Gabe von Laktobazillen (Joghurt, Kefir). Auch gibt es gute Erfahrungen mit Grünteeextrakt (ECGT), das vor allem in Kombination mit Frauenmantel Linderung bringt. In Wien läuft zur Zeit eine Grünteeextrakt-Studie, die hier hoffentlich eindeutige Ergebnisse zeigen kann. Grünteeextrakt, Kurkuma, Omega-3-Fettsäuren und Vitamin D sind wichtige antientzündliche Supplements, die – wenn nicht in ausreichendem Maße über die Ernährung – auch gut als Nahrungsergänzungsmittel aufgenommen werden können.

Schmerzmittel und Spasmolytika

Viele Schmerzen kommen durch Krämpfe zustande, sei es durch die Gebärmutter, durch den Darm oder auch durch den Beckenboden. Daher empfehlen wir grundsätzlich, reichlich Magnesium aufzunehmen. Das entspannt. Es gibt Magnesium in den unterschiedlichsten Variationen, auch als Spray für die Haut. Eine randomisierte Studie konnte zeigen, dass gerade bei Regelschmerzen die Kombination von Magnesium und Schmerzmittel die besseren Effekte gezeigt hat als Schmerzmittel allein!

Stufenkonzept der Schmerzmittel

Beginnen Sie mit Buscopan®plus, das ist Buscopan mit 500 mg Paracetamol kombiniert (Buscopan ist krampflösend, Paracetamol ein Schmerzmittel). Gibt es auch als Zäpfchen, kann man gut zur Nacht nehmen.

Es dürfen 1 bis 2 Tabletten max. 3-mal täglich genommen werden (also max. 6 Tabletten pro Tag).

Wenn das nicht ausreicht, kann man mit Ibuprofen kombinieren. Starten Sie mit der geringsten Dosierung (200 mg) zusätzlich zu Buscopan®plus – das ergänzt sich gegenseitig. Sollten 200 mg nicht reichen, kann in 200-mg-Schritten weiter gesteigert werden. Es dürfen max. 4-mal 600 mg Ibuprofen pro Tag genommen werden.

Wenn Sie weiterhin nicht schmerzzufrieden sind, dann könnten Sie statt Ibuprofen Naproxen versuchen, bei manchen wirkt das besser. Aber nicht beides zusammen: entweder Ibuprofen ODER Naproxen. Sollten beide in voller Dosierung nicht helfen, also VAS von unter 3 (siehe Seite 19), haben Sie definitiv zu starke Schmerzen und sollten eine Hormontherapie in Betracht ziehen! Zu viel Ibuprofen ist gefährlich für die Nieren, ein Nierenversagen kann die Folge sein. Höhere Dosen Ibuprofen müssen ärztlich verschrieben werden. Evtl. ist dann auch eine Kombination mit Novalminsulfon sinnvoll, denn das entkrampft stärker als das Buscopan. Aber auch das muss verschrieben und die Einnahme angeleitet werden.

Haben Sie das Gefühl, dass Sie brennende Schmerzen haben, kann ein Therapieversuch mit Gabapentin oder Pregabalin erfolgen; das sind Medikamente, die auf Nervenschmerzen abzielen. Sie müssen ebenfalls verschrieben werden.

Bei extremer Muskelverspannung kann man Ortoton® versuchen, ein Muskelrelaxans, das auch verschrieben werden muss.

Hat man Einschlafprobleme, können einige Tropfen Amitriptylin zur Nacht versucht werden. Dieses Medikament gehört in die Gruppe der Antidepressiva, in einer geringen Dosierung ist es aber

Hormonelle Therapie: systemische Downregulation

Off-Label-Use	Erstlinientherapie	Zweitlinientherapie
Orale Kontrazeptiva EE/DNG Zyklisch > Non stop Kumulative Östrogenkonzentration > 50 pg/ml	**Progesteron Only Pill** **Dienogest 2 mg** ▪ Desogestrel (Off-Label-Use) ▪ Drospirenon (Off-Label-Use) ▪ östrogenfrei ▪ funktionelle Zysten, ▪ Östrogenanstieg > 50 pg/ml ▪ Dosisanpassung 1-0-1 (Off-Label-Use)	**GnRHa/ant** ± Add-back-Therapie **Relugolix-CT** **Lizagolix** ggf. + Aromatasehemmer

als Coanalgetikum zur Einschlafhilfe gedacht. Guter erholsamer Schlaf ist sehr wichtig, um die Schmerzen zu bewältigen. Sind Sie übermüdet, ist das Nervensystem überreizt und der Schmerz wird als noch schlimmer empfunden. Daher sind die Fragen „Wie schlafen Sie?" und „Wie können Sie Ihren Schlaf verbessern?" sehr wichtig.

Hormone

Mit der hormonellen Therapie werden vor allem drei Ziele verfolgt:

- Symptomkontrolle,
- Progressionsprophylaxe, die dafür sorgt, dass die Herde nicht größer werden, und
- Rezidivprophylaxe, die darauf abzielt, dass die Herde nach Operationen nicht wieder auftreten.

Die Wahl des jeweiligen Hormons hängt von verschiedenen Faktoren ab:
Für die Endometriose-/Adenomyose-Therapie wird eine östrogenfreie Therapie bevorzugt. Es gibt die sogenannten Progesteron Only Pills (POP), das sind östrogenfreie Ovulationshemmer, die die Blutungsfreiheit bewirken sollen.
Ein für die Behandlung der Endometriose zugelassenes Präparat ist das Dienogest 2 mg, es wird also von den Krankenkassen bezahlt.

Mit diesem Präparat wurden die meisten Studien durchgeführt, es ist für sehr viele ein sehr gutes, effektives Präparat, das meist auch zur Blutungsfreiheit führt. Sollte das einmal nicht der Fall sein, sind die Ovarien nicht „schlafend", sondern „arbeiten" weiter. Dann sieht man vermehrt Funktionszeichen in den Eierstöcken und/oder auch eine aufgebaute Schleimhaut in der Gebärmutter im Ultraschall. Daraufhin kann eine Dosiserhöhung 1–0–1 (eine Tablette morgens und eine abends) für sieben Tage versucht werden. Wenn es keine Besserung gibt, sollte eine Pause von sieben Tagen mit einer Abbruchblutung durchgeführt werden, dann wieder mit 1 x 1 (eine Tablette/Tag) anfangen. Im Blister sind 28 Tabletten, eine Pillenpause ist also nicht vorgesehen. Manchmal braucht es aber auch einige Monate, bis das so funktioniert – es braucht also Geduld. Der Wirkmechanismus ist indirekt: Durch das Gestagen im Blut „denkt" das Gehirn, dass eine (Pseudo-) Schwangerschaft besteht und keine Eizellen gebraucht werden. Da die Dosierung aber gering ist, reicht das manchmal nicht aus, um das Gehirn davon zu überzeugen, und es stimuliert trotzdem. Wenn dieses Präparat zu Nebenwirkungen wie Stimmungsschwankungen, Depressionen, Libidoverlust führt (mehr dazu in meinem Buch „In der Sprechstunde: Endometriose"), dann kann man die beiden anderen POPs versuchen, das Desogestrel oder das Drospirenon. Diese werden oft besser vertragen, sind aber auch nicht ganz so effektiv, d. h., unter der Behandlung kommt es häufiger zu Zwischenblutungen, weil sie geringer dosiert sind bzw. ihre Potenz geringer ist. Diese sind als Off-Label-Use zu verschreiben, sie sind eigentlich zur Verhütung zugelassen. Dass sie auch bei Endometriose helfen, ist ein Nebenprodukt. Sie müssen Sie also selbst bezahlen. Oder man versucht, Dienogest vaginal zu nehmen, oder kombiniert dieses mit einem transdermalen Östrogen. Dazu fragen Sie bitte Ihre Ärztin oder Ihren Arzt.

Man kann auch eine kombinierte Pille nehmen – manche vertragen diese einfach am besten –, und wenn die Non-Stop-Einnahme gut klappt und keine Schmerzen bestehen, spricht auch nichts dagegen. Aber leider kommt es bei vielen doch zu einem Aufstau der Östrogene im Blut: Das Ethinylestradiol ist synthetisch, wird in der Leber verstoffwechselt und „staut" sich daher an, dann kommt es zu Schmerzen. Auch sind nicht alle Gestagenkomponenten in den Pillen gleich gut geeignet. Auch hier gilt: Eine Pille mit Dienogest ist zu bevorzugen.

Manche Frauen möchten unbedingt eher bioidentische Gestagene versuchen, diese haben aber eine sehr geringe Bioverfügbarkeit, d. h., es kommt wenig Progesteron im Blut an. Daher

sind diese auch anders dosiert, bioidentisches Progesteron gibt es in 200-mg-Dosierungen. Es kann gut in der 2. Zyklushälfte zur Unterstützung genommen werden. Aufgrund der geringen Bioverfügbarkeit ist es schwer, den Zyklus komplett damit zu unterdrücken, aber gerade wenn Ovarien bereits schwächeln (Perimenopause), kann das klappen – versuchen Sie es.
Eine Alternative wäre dann das Dydrogesteron, das ist ein Isomer des Progesterons, das Molekül ist einfach spiegelverkehrt. Es hat eine bessere Bioverfügbarkeit und ist auch in einigen europäischen Ländern zur Behandlung der Endometriose zugelassen. Damit können Endometriose-Symptome gelindert werden, oft führt das Präparat aber nicht zur Blutungsfreiheit – muss man schauen, ob das ausreicht.
Wenn anhaltende Zwischenblutungen das Problem sind, die in der Regel auch mit Schmerzen assoziiert sind, oder anhaltende Nebenwirkungen aufgrund der Gestagene (manchmal ist das so – sie werden einfach nicht vertragen!), dann kann auf die „Zweitlinientherapie" gewechselt werden. Damit sind die GnRH-Antagonisten (Relugolix-CT oder Linza-

Hormonspirale – in die Gebärmutter eingesetzt

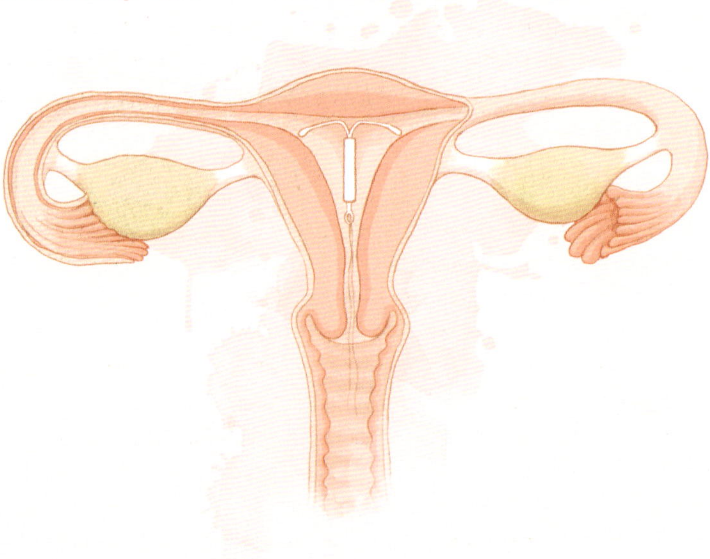

golix) gemeint. Beide sind relativ neu für die Dauertherapie der Endometriose zugelassen, die Zulassungsstudien zu Relugolix-CT gingen sogar über zwei Jahre, d. h., der Beobachtungszeitraum war sehr lang!

Auch diese Tabletten werden durchgängig genommen, sie blockieren direkt im Gehirn die GnRH-Rezeptoren und dementsprechend den Regelkreislauf. Es kommt wie in der Stillzeit oder in den Wechseljahren zum Stillstand der Ovarfunktion, allerdings voll reversibel, schon nach vier Wochen Einnahmestopp ist die Eierstockfunktion wieder da. Diese Medikamente haben selbst keine Nebenwirkungen, denn sie blockieren direkt den Rezeptor und haben ansonsten die gleichen Eigenschaften wie das körpereigene Hormon.

In der Folge kommt die Ovarfunktion zu einem Stillstand, es wird kein Östrogen mehr gebildet, was zu heftigen Nebenwirkungen führen kann: Hitzewallungen, Schlafstörungen, Knochenschmerzen und Konzentrationsstörungen. Um dem entgegenzuwirken, ist in der Tablette des Relugolix 40 mg eine geringe Dosierung bioidentisches Östrogen (Estradiol 1 mg) und eine geringe Menge Gestagen (NETA 0,5 mg) enthalten, um den Östrogenspiegel im therapeutischen Fenster zu halten. Das ist schön einfach, man hat in einer Tablette alles, was man braucht (combined therapy, CT). Wenn das gut funktioniert, ist das super; zudem ist es zur Verhütung zugelassen. Viele, die vorher Probleme mit anderen Präparaten hatten, kommen damit gut zurecht. Manchmal kann es zu Kopfschmerzen führen, dann empfiehlt es sich, die Tablette zur Nacht zu nehmen.

Wenn Frauen aber wegen Kontraindikationen keine östrogenhaltigen Präparate einnehmen dürfen, können sie Linzagolix 200 mg nehmen. Hier ist an sich ebenfalls eine Hormonersatztherapie (HRT) erforderlich, dies kann aber individuell angepasst werden, weil diese als Extratablette gegeben werden muss.

Auf alle Fälle muss man sich jeden einzelnen Fall genau ansehen und evtl. gemeinsam mit einer auf Hormone spezialisierten Fachperson die geeignete Therapie gefunden werden.

Gestagen freisetzende Hormonspiralen (52 mg Levonorgestrel) sind entgegen der Annahme, dass sie systemisch (also im ganzen Körper) wirken, nur lokal wirksam. Sie werden in die Gebärmutterhöhle eingelegt (das geht ganz einfach ohne Narkose mit einem Applikatorsystem), dann liegen sie dort frei und geben ihr Hormon ab. Durch einen Faden, der aus dem Muttermund herausschaut, kann man sie schnell wieder ziehen. Das freigesetzte Gestagen wirkt lokal auf die Gebärmutterschleimhaut, diese baut sich dadurch nicht auf und ist unempfänglich für das Östrogen, das über das Blut anflutet. Das Gestagen

dringt auch in die Gebärmuttermuskelwand ein, und so ist die Gebärmutter sehr gut behandelt.
Wenn vor allem eine Adenomyose das führende Problem ist, ist dies eine sehr elegante Lösung, wenn man mit systemischen Hormonen Nebenwirkungen hatte. Diese Hormonspirale wurde vor allem für Frauen mit überregelstarken Blutungen (Hypermenorrhoe) entwickelt und ist dafür auch zugelassen, d. h., die Krankenkassen bezahlen sie. Hat man auch im Bauchraum viel Endometriose, reicht diese Behandlung leider nicht aus. Manchmal kann man dann aber mit einem gering dosierten Gestagen kombinieren und ist dann in dieser Kombi blutungsfrei. Es gibt noch zwei andere Levonorgestrel freisetzende Spiralen (mit jeweils 19,5 bzw. 13,5 mg), diese sind für die Behandlung der Endometriose/Adenomyose/Hypermenorrhoe NICHT geeignet.

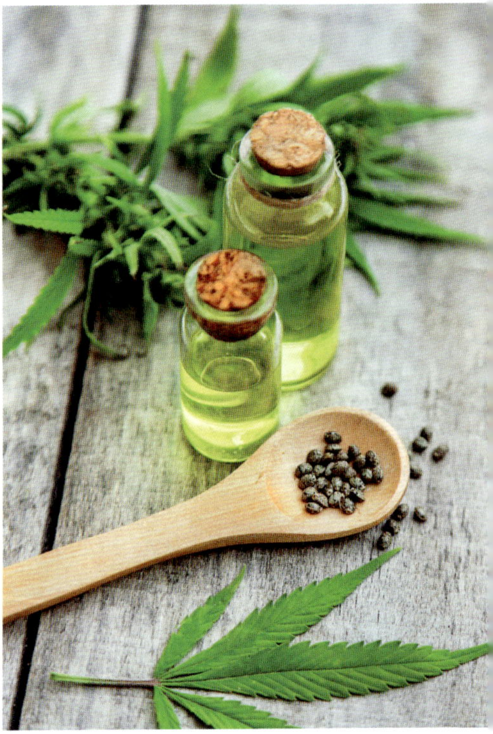

Was kann noch die Situation verbessern?

Noch ein paar Worte zum Cannabinoidsystem beim Menschen: Aus Befragungen zum Selbstmanagement im Umgang mit Endometriose ging hervor, dass von 917 Teilnehmerinnen 17 % Cannabisprodukte anwendeten. Dabei wurden alle gängigen zur Verfügung stehenden Produkte genannt. Tatsächlich wurde der Einsatz von Cannabisprodukten als besonders effektiv in der Schmerzreduktion empfunden. Ob es um Schlaf ging, Übelkeit, gastrointestinale Beschwerden, Depression oder Erschöpfung – fast alles besserte sich, es konnten auch andere Schmerzmittel reduziert werden.
Leider können diese Selbstauskünfte noch nicht durch randomisiert kontrollierte Studien zum Thema „Endometriose und medizinisches Cannabis" belegt werden. Ich bin nicht dafür, dass Cannabisprodukte – also Drogen – im Selbstgebrauch eingesetzt werden. Dazu sind

die Zusammenhänge und Wirkungen noch zu wenig erforscht. Das Endocannabinoid-System (ECS) als Teil des Nervensystems ist sehr komplex.
In einer aktuellen Anwendungsbeobachtungsstudie, in der medizinisches Cannabis in der derzeitig zulässigen Indikation bei chronischen Schmerzen eingesetzt wurde, zeigte sich, dass es gut vertragen wurde. Schmerzmedikamente konnten reduziert werden und das Schmerzerleben wurde deutlich gebessert. Aber letztlich muss man sagen, dass zuerst alle anderen multimodalen Therapien (Hormonoptimierung, Schmerzmittel, die intensive Beckenbodentherapie mit ETS-Gerät und Physiotherapie sowie eine Ernährungsumstellung) zum Einsatz kamen und daraufhin bereits sehr viele Patientinnen schmerzzufrieden waren und nur eine kleine Gruppe übrig blieb, für die das medizinische Cannabis infrage kam.

Sexualmedizinische Beratung

Ein sehr wichtiges Thema, auf das ich noch eingehen möchte, ist das Sexualleben. Leider wird auch von Ärztinnen und Ärzten oft vergessen, danach zu fragen. Wir leben heute im Zeitalter der reproduktiven Selbstbestimmung, und dazu gehört auch die sexuelle Selbstbestimmung. Sprechen Sie über Ihre Schmerzen und Einschränkungen in ihrer Sexualität. Erstens hilft es auch die Schmerzlokalisationen zu finden, wie oben beschrieben, denn manches lässt sich mit Beckenbodenphysiotherapie und ETS-Geräten deutlich verbessern, aber manche leiden auch unter Libidoverlust unter hormoneller Therapie, und dann heißt es Pest oder Cholera, Schmerzen und Sex oder keine Schmerzen und auch kein Sex. Alles definitiv schwierige Situationen, die es auch nicht leichter machen mit einer Partnerschaft. Daher möchte ich anregen, wenn Ihr Arzt bzw. Ihre Ärztin Ihnen nicht weiterhelfen können, sehen Sie sich nach Experten dafür um. Es gibt sexualmedizinische Therapeuten, die helfen können, und sei es, intensiv darüber zu sprechen – auch mit dem Partner bzw. der Partnerin. Diese leiden oftmals ebenso, haben natürlich Bedürfnisse, haben aber Angst, ihrer Partnerin wehzutun. Oft finden sich durch Gespräche gute alternative Konzepte.
Manchmal führen solche Probleme auch dazu, dass man sich entfremdet, die Nähe meidet, damit es gar nicht erst „losgeht" (Vermeidungsstrategie). Auch das sind Dinge, die belasten. Sie sind sicher nicht allein mit solchen Sorgen und können Hilfe in Anspruch nehmen. Leider zahlt das mal wieder die Krankenkasse nicht. Aber hier lohnt es sich doch, auch einige Sitzungen selbst zu zahlen. Ich habe hier durchweg positive Rückmeldungen erhalten. Man muss sich nur trauen. Es gibt nichts, was man nicht besprechen kann.

HILFE FÜR DIE PSYCHE

Unsere Psyche und unser Körper sind eng miteinander verbunden. Eine körperliche Erkrankung wie die Endometriose hat häufig Einfluss auf das psychische Befinden, gleichzeitig wirkt sich eine belastete Psyche oft auch körperlich aus.

WIE MIT DER ERKRANKUNG UMGEHEN?

Um die körperlichen Ursachen einer Endometriose angemessen zu behandeln, ist die Diagnose der zentrale erste Schritt. Da aber Körper und Psyche eng miteinander verbunden sind, spielt auch der psychische Umgang mit der Erkrankung für den weiteren Verlauf eine wichtige Rolle.

Es kommt immer wieder vor, dass die oft chamäleonartigen Symptome der Endometriose von medizinischem Personal fälschlicherweise als rein psychisch bedingt abgetan werden, da zunächst keine klare Ursache gefunden wurde. Die damit gesendete Botschaft „Das ist alles nur im Kopf“ ist gefährlich, falsch und verunsichernd. Selbstverständlich müssen die körperlichen Ursachen der Endometriose angemessen diagnostiziert und behandelt werden! Aber die richtige Einstellung der Betroffenen der Krankheit gegenüber ist ebenfalls immens wichtig.

Ist die Diagnose Endometriose einmal gestellt, kann das die verschiedensten Gefühle auslösen: oft eine bunte Mischung aus Wut, Angst, Verunsicherung und Verzweiflung, aber auch Erleichterung und Freude darüber, endlich zu wissen, was los ist. Eine zentrale Herausforderung besteht nun darin, die Erkrankung für sich anzunehmen und das Leben mit Endometriose zu gestalten. Die Erkrankung anzunehmen bzw. zu akzeptieren ist dabei bitte nicht zu verwechseln mit dem Es-sich-Schönreden oder In-allem-das-Positive-sehen-Müssen, denn das ist häufig absolut nicht hilfreich. Es geht eher um ein „So ist es eben“, statt ständig damit zu hadern, dass es einen unfairerweise erwischt hat (so verständlich und berechtigt solche Gefühle sind!). Erst eine gewisse Akzeptanz ermöglicht es, aktiv zu schauen, worauf sich Einfluss nehmen lässt und wie man das eigene Leben trotz eventuell vorhandener Einschränkungen gestalten kann und will.

Durch die Erkrankung und die damit einhergehenden Einschränkungen selbst, aber auch durch damit verbundene Themen wie Kinderwunsch, Zukunftssorgen und Probleme im sozialen oder beruflichen Umfeld können psychische Belastungen auftreten. Man findet bei von Endometriose betroffenen Frau-

en etwas erhöhte Raten von psychischen Störungen wie Depressionen oder Angststörungen verglichen mit der Gesamtbevölkerung, insbesondere wenn chronische Schmerzen vorhanden sind. Generell sind depressive und ängstliche Symptome bei Menschen mit chronischen Schmerzen etwas häufiger zu finden und Depressionen und chronische Schmerzen scheinen teilweise ähnliche neuronale Mechanismen aufzuweisen. Ein Teil der von Endometriose Betroffenen sieht die eigene Lebensqualität als verringert an, hat ein negatives Körperbild und geht gedanklich oft vom Schlimmstmöglichen aus, wenn Schmerzen auftreten (sogenannte „katastrophisierende Gedanken", siehe Seite 59).
Da die Endometriose wohl leider erst mal eine ungebetene Wegbegleiterin bleiben wird, geht es darum, mit und trotz der Krankheit eine möglichst gute Lebensqualität zu erreichen und das eigene Leben aktiv zu gestalten. Vielleicht ein wenig so, als wäre die Endometriose im Rucksack immer dabei. Mal ist der Rucksack ganz schön schwer, an anderen Tagen merkt man ihn kaum. Auch wenn sich manches nicht beeinflussen lässt (z. B. von Endometriose betroffen zu sein), so haben Sie großen Einfluss auf Ihren Umgang mit der Krankheit und mit sich und können so einiges bewirken! Und das ist doch eine gute Nachricht.
In diesem Kapitel werden wir uns anschauen, wie der persönliche Umgang mit dieser chronischen Erkrankung gestaltet werden kann und welche Einflussmöglichkeiten auf das eigene Befinden genutzt werden können. Bestimmt kennen und nutzen Sie selbst

WICHTIG ZU WISSEN

Dass sich eine chronische Schmerzerkrankung wie Endometriose mit allen damit verbundenen Auswirkungen ganz schön belastend anfühlen kann, ist absolut normal und auch verständlich! Auch schlechte Tage sind normal. Sie sollten aber nicht zum Dauerzustand werden. Falls Ängste, deutlich gedrückte Stimmung, ständiges Grübeln oder andere belastende psychische Symptome über längere Zeit bestehen bleiben, sollten Sie das ernst nehmen und psychotherapeutische Unterstützung suchen (zu den Warnzeichen siehe Kasten Seite 65).

schon einige hilfreiche Strategien, um durch schlechte Tage zu kommen. Auf diesen kann gut aufgebaut werden – hierzu wollen wir einige konkrete Anregungen liefern. Anschließend werden wir betrachten, wie neue, hilfreiche Gewohnheiten etabliert werden können. Im darauffolgenden Kapitel wollen wir psychische Warnzeichen vorstellen, die darauf hinweisen, dass Sie sich Unterstützung durch Expertinnen holen sollten, und erklären, wie diese Unterstützung gefunden werden kann.

Was man tun kann: Tipps und Tricks

Als Faustregel gilt: Was guttut und die Endometriose nicht verschlimmert, darf weiter Teil des Alltags bleiben. Vielleicht brauchen Sie sogar manchmal etwas mehr davon? Wenn man feststellt, dass einem manches psychisch und körperlich nicht gut bekommt (z. B. bestimmte Nahrungsmittel, ein intensives Workout an Schmerztagen, starke Selbstkritik), sollte dies, so gut es geht, reduziert oder durch anderes ersetzt werden. Kommen wir zu ein paar konkreten Anregungen im Umgang mit der Erkrankung und sich selbst:

Selbstmitgefühl

Mit einer chronischen Erkrankung ist es besonders wichtig, auf sich und seinen Körper achtzugeben. Auch wenn es sich vielleicht mal so anfühlen kann – Ihr Körper ist nicht Ihr Feind. Wenn man schmerzbedingt nicht so funktioniert, wie man sich das wünscht, kann das manchmal zu viel Frust und Härte sich selbst gegenüber führen. Etwa, dass man sich gedanklich Sachen sagt wie „Reiß dich zusammen, stell dich nicht so an“ oder „Beiß die Zähne zusammen“. Bei manchen Frauen kann diese innere Härte mit sich so weit gehen, dass sie sich richtiggehend abwerten. Doch was ist die Folge eines harten, vielleicht sogar abwertenden Umgangs mit sich, wenn es einem gerade schlecht geht? Vermutlich geht es einem nur noch schlechter, frau fühlt sich schuldig, wertlos, traurig oder hilflos. Nicht gerade die beste Ausgangslage, um gut für sich zu sorgen und zu schauen, was einem gerade helfen könnte, oder?
Es gibt eine Alternative: Selbstmitgefühl. Selbstmitgefühl bedeutet, dass man für sich wahrnimmt und anerkennt, gerade etwas Schwieriges durchzumachen, und sich in dieser schwierigen Situation liebevoll zu umsorgen (gedanklich, emotional, körperlich, im Verhalten). Sich also selbst so freundlich und mitfühlend zu behandeln, wie man dies bei einer guten Freundin, die gerade Schwieriges durchmacht, machen würde. Das heißt also auch, auf Bewertungen und Selbstkritik zu verzichten. Einer Freundin, die gerade wegen starker Schmerzen alles absagen muss, würde man wahrscheinlich eher nicht sagen:

„Stell dich nicht so an." Vermutlich würde man sie eher trösten und bestärken wollen, ihr versichern, dass es okay und richtig ist, sich jetzt gut um sich zu kümmern, und sie fragen, was sie braucht und was man für sie tun kann. Sich selbst auf diese mitfühlende Art und Weise in herausfordernden Situationen zu begegnen, kann entlastend sein, innere Anspannung verringern und die Situation besser bewältigbar erscheinen lassen.

Selbstmitgefühl darf man nicht mit Selbstmitleid verwechseln. Es geht nicht darum, sich nur selbst zu bedauern und in diesem Gefühl zu versinken. Wichtig für einen mitfühlenden Umgang mit sich ist, dass man wahrnimmt und anerkennt, dass es einem gerade nicht gut geht (Achtsamkeit), sich anstelle von

EINE KLEINE ÜBUNG ZUM SELBSTMITGEFÜHL

Beobachten Sie einmal, wie Sie in herausfordernden Situationen (z. B. während Sie Schmerzen haben oder bei Stress) innerlich mit sich umgehen. Wie sprechen Sie gedanklich mit sich?

Vielleicht begegnen Sie sich tröstend und mitfühlend, vielleicht aber auch mit viel Härte und wenig Verständnis. Vielleicht beobachten Sie eine Neigung zu Selbstmitleid und Hilflosigkeit oder Vergleichen mit anderen. Nehmen Sie den Umgang mit sich selbst wahr und überlegen Sie dann: Würden Sie einem geliebten Menschen, der in einer ähnlichen Situation ist, ähnlich begegnen?

Falls Sie merken, dass Sie sich wenig mitfühlend begegnen, können Sie einen anderen Blick auf sich üben. Wie würde eine imaginäre oder reale, Sie liebende, verständnisvolle Freundin, die Sie mit Ihren Stärken und Schwächen kennt, auf diese Situation schauen? Was würde sie sich sagen? Schreiben Sie diese Gedanken gerne auf, vielleicht hängen Sie sie sich auch auf, wo Sie sie gut sehen können. Das nächste Mal, wenn Sie in einer schwierigen Situation sind, versuchen Sie sich an diese mitfühlende, liebevolle Stimme zu erinnern und sie sich zu vergegenwärtigen.

Verurteilungen mit Freundlichkeit begegnet (Selbstfreundlichkeit) und sich daran erinnert, dass Leiden und schwierige Momente zum Menschsein dazugehören und man damit nicht allein ist (gemeinsames Menschsein). Aus dieser Haltung heraus gelingt es dann leichter herauszufinden, was gerade guttun könnte, und an das zu denken, was normalerweise in solchen herausfordernden Momenten hilft.
Selbstmitgefühl lässt sich trainieren. Es gibt tolle Meditationen, die mit Selbstmitgefühl arbeiten, und auch im Alltag lässt sich diese Haltung immer wieder im Umgang mit Schwierigkeiten üben. Eine Haltung des Selbstmitgefühls kann den Umgang mit wie auch die Belastung durch chronische Schmerzen verbessern. Zum Einstieg in eine Haltung des Selbstmitgefühls finden Sie eine kurze Übung im Kasten auf der Seite 51.

Achtsamkeit

Mit Achtsamkeit (engl. „mindfulness") ist eine besondere Art der Aufmerksamkeitslenkung und Geistesgegenwart im Moment gemeint. Achtsamkeit ist ein zentrales, über 2.500 Jahre altes Konzept aus dem Buddhismus – die Grundhaltung, die jeder Meditation zugrunde liegt. Gedanken, Gefühle und der Körper sollen im Hier und Jetzt bewusst, aber ohne jegliche Bewertung wahrgenommen werden. Das klingt vielleicht einfach, erfordert aber meist einiges an Übung. Dabei ist die gute Nachricht: Achtsamkeit lässt sich erlernen. Regelmäßige Achtsamkeitsmeditationen können zur Reduktion von chronischen Schmerzen und einer besseren Lebensqualität beitragen. Zudem kann durch eine Achtsamkeitspraxis Stress auf körperlicher und psychischer Ebene reduziert werden. Um diese positiven Effekte zu erzielen, ist eine regelmäßige Anwendung von Achtsamkeitsübungen wichtig.
Wie kann man mit dem Erlernen von Achtsamkeit anfangen? Es gibt zahlreiche kostenlose Ressourcen und Übungen, etwa auf den Websites einiger Krankenkassen, auf Videoplattformen oder in Achtsamkeits- und Meditations-Apps. Letztere sind allerdings meistens nicht (dauerhaft) kostenlos. Viele Krankenkassen bezuschussen oder bezahlen Achtsamkeitskurse (online oder vor Ort), z. B. die „Mindfulness-Based Stress Reduction" (MBSR). MBSR-Kurse dienen der Gesundheitsprävention durch Förderung der achtsamen Stressbewältigung. In dem achtwöchigen Programm lernt man verschiedene Achtsamkeitsmeditationen und Yogaübungen kennen. MBSR hat in Studien positive Effekte auf Stress und psychische Symptome zeigen können. Empfehlenswerte einzelne Übungen sind z. B. der „Bodyscan", bei dem man einmal mit seiner Aufmerksamkeit durch den ganzen Körper wandert, oder Atem-

KURZE ÜBUNG ZUM ACHTSAMEN ATMEN

Setzen Sie sich bequem und aufrecht hin. Schließen Sie gern die Augen. Lenken Sie Ihre Aufmerksamkeit auf den Atem jetzt in diesem Moment. Nehmen Sie den Atem wahr, ohne verändern zu wollen oder zu bewerten. Spüren Sie, wie sich mit jeder Einatmung Bauchdecke und Brustkorb sanft heben und mit jeder Ausatmung wieder senken. Sie brauchen gar nichts zu tun, der Atem fließt ganz von allein. Nehmen Sie wahr, wie der Atem kleine, wellenartige Bewegungen im Körper verursacht. Wo spüren Sie den Atem gerade am meisten? Wenn sich Gedanken ins Bewusstsein drängen, nehmen Sie sie kurz zur Kenntnis und lassen sie dann weiterziehen, ohne inhaltlich auf sie einzusteigen. Kehren Sie immer wieder zurück zum Atem. Bleiben Sie gern noch ein wenig bei dieser Körperstelle, wo Sie den Atem gerade besonders gut spüren, und atmen Sie ganz bewusst und tief in sie hinein. Vielleicht fühlt es sich auch gut an, eine oder beide Hände auf diese Stelle zu legen. Beenden Sie die Übung, indem Sie einen Moment nachspüren, wie es Ihnen nun geht, dann Bewegung zurück in den Körper bringen und wieder die Augen öffnen.

übungen wie die „Atementspannung". Auch hier finden sich kostenlose Anleitungen, z. B. online bei einigen Krankenkassen. Eine regelmäßige Achtsamkeits- und Meditationspraxis kann sehr wertvoll sein, um die Selbstwahrnehmung zu verbessern und dem, was gerade ist, mit mehr Akzeptanz zu begegnen. Das Üben von Achtsamkeit beginnt aber schon ganz niedrigschwellig beim bewussten Atmen. Ein paar Minuten bewusster, tiefer Atmung lassen sich eigentlich überall im Alltag unterbringen, ob vor dem Schlafengehen, in der Bahn oder auf der Couch. Eine kurze sprichwörtliche „Atempause" kann Stress entgegenwirken und die akzeptierende Körperwahrnehmung schulen.

Achtsamkeit ist sicher kein Wundermittel. Zudem kann die gezielte Aufmerksamkeitslenkung auf das eigene Empfinden auch mal unangenehm sein. Nichtsdestotrotz ist Achtsamkeit eine hilfreiche, wirksame Haltung und Technik, die man bei Schmerzen oder Stress für sich nutzen kann.

Die „goldene Mitte“ finden

Wie verhalten Sie sich, wenn Sie Schmerzen haben? Neigen Sie dazu, sich zu schonen, und vermeiden Sie möglichst jede Bewegung, aus Angst, diese könnte die Schmerzen verstärken? Oder beißen Sie gewöhnlich die Zähne zusammen, wollen partout nichts absagen, auch wenn es Ihnen überhaupt nicht gut geht? Beides ist nicht ideal und kann die Beschwerden sogar verstärken. Wie so oft ist auch bei Schmerzen ein Mittelweg das Beste. Also eine Mischung aus angemessener Ruhe und Schonung sowie sanfter Bewegung und Teilnahme am Alltag, wo dies gerade möglich ist. Schauen Sie, was gerade geht und was nicht. Jede Frau kennt ihren Körper am besten. Eine ausreichende, rechtzeitig

EIN KURZER EXKURS ZU SCHMERZMITTELN UND HORMONPRÄPARATEN

Bei einer chronischen Schmerzerkrankung wie Endometriose ist die Schmerztherapie ein fester Bestandteil der Behandlung. Nicht selten gibt es eine gewisse Skepsis gegenüber Schmerzmitteln aufgrund von Befürchtungen zu Nebenwirkungen und einer gesellschaftlich recht weit verbreiteten Haltung im Sinne von „erst, wenn es nicht mehr auszuhalten ist“. Hier ist es wichtig, sich zu verdeutlichen: Ein gutes Schmerzmanagement ist stets ein „so viel wie nötig, so wenig wie möglich“. Ein Aushalten stärkster Schmerzen kann nicht nur sehr belastend sein und die Lebensqualität stark beeinflussen, sondern sich auch auf körperlicher Ebene negativ auswirken (mehr Muskelanspannung, Schmerzsensitivierung). Wenn Schmerzmedikamente erst eingenommen werden, wenn die Schmerzen schon sehr stark sind, wirken sie schlechter als bei frühzeitiger Einnahme, denn dann wurden die Schmerzbotenstoffe bereits ausgeschüttet. Beides kann man sich immer mal wieder in Erinnerung rufen, wenn der Impuls kommt, sich möglichst ohne Schmerzmittel durchkämpfen zu wollen.

Auch Hormonpräparate, die eine

Standardtherapie bei Endometriose darstellen, um möglichst Blutungs- und Schmerzfreiheit zu erreichen, sind bei vielen Frauen mit Ängsten vor psychischen und physischen Nebenwirkungen und einiger Skepsis verbunden. Ebenso wie Schmerzmittel können auch Hormonpräparate mit Nebenwirkungen einhergehen und es ist gut und richtig, sich fundiert darüber zu informieren, was man einnimmt. Es kann sinnvoll sein, sich die wichtigsten Fragen vor einem Arzttermin aufzuschreiben, um gut vorbereitet mit der Ärztin sprechen zu können. Zudem sollte man, falls Nebenwirkungen auftreten, zeitnah Rücksprache mit der Ärztin halten. Eine besonders befürchtete Nebenwirkung der „Pille" sind depressive Verstimmungen. In einer großen dänischen Studie fanden sich Hinweise auf ein etwas erhöhtes Depressionsrisiko, insbesondere bei sehr jungen Frauen, im Zusammenhang mit der Pille im ersten Jahr der Einnahme. Jedoch fanden Übersichtsarbeiten über viele Studien hinweg keine klaren Zusammenhänge zwischen Pilleneinnahme und depressiven Symptomen bei erwachsenen Frauen, während in der Adoleszenz ein leicht erhöhtes Depressionsrisiko vorzuliegen scheint. Wichtig zu beachten ist: Wenn Medikamente mit einer negativen Erwartungshaltung eingenommen werden (z. B. „Ich bekomme bestimmt Nebenwirkung xy"), kann dies mit dem unerwünschten Noceboeffekt einhergehen – dem Erleben von unangenehmen Nebenwirkungen, die nicht durch den Wirkstoff, sondern u.a. durch negative Annahmen und Ängste bedingt sind. Hier kann es also ggf. zu einer Art selbsterfüllenden Prophezeiung kommen. Deswegen ist es wichtig, Fragen und ggf. vorhandene Zweifel und Ängste offen mit der Ärztin zu besprechen, den Zweck der Einnahme gut zu verstehen und mit einer gewissen Portion Zuversicht an die Sache heranzugehen.

eingenommene Schmerzmedikation (siehe Kapitel „Schmerzmittel und Spasmolytika" ab Seite 39) ist oft die Basis für diesen Mittelweg, denn wenn die Schmerzen zu stark sind, geht einfach nichts. Es ist wichtig und richtig, den Alltag und das Aktivitätslevel an das körperliche Befinden anzupassen. Wenn

Sie zu Beginn des Zyklus (Periode) gerade Schmerzen plagen sollten, ist es absolut okay, Termine abzusagen, wenn sie zu viel sind, oder auf intensive Workouts zu verzichten. Der Körper leistet gerade viel und braucht mehr Ruhe. Gleichzeitig kann ausschließlich zusammengekrümmt im Bett zu liegen – so verständlich der Impuls dazu ist! – zu mehr muskulärer Verspannung u.a. im Beckenboden führen, welche wiederum mit (verstärkten oder neuen) Schmerzen einhergehen kann. Hier kann man mit sanfter Bewegung wie physiotherapeutischen Übungen, einem Spaziergang oder Yin-Yoga gegensteuern. Yoga – dazu gehören neben den Körperübungen (sogenannte Asanas) auch Atemübungen (sogenanntes Pranayama) und Tiefenentspannung (sogenanntes Yoga Nidra) – kann sich nachgewiesenermaßen positiv auf Regelschmerzen auswirken.

Das Unterstützungsnetzwerk aktivieren

Immer wieder Schmerzen, Alltagseinschränkungen, das Leben mit Endometriose – das kann sich manchmal recht einsam anfühlen. Das Thema Zyklus und Periode ist zudem teilweise immer noch stigmatisiert und schambesetzt, dabei ist es etwas ganz Natürliches, für das niemand sich zu schämen braucht.
Wenn Sie offen darüber reden können, wie es Ihnen geht, was Sie bewegt und vielleicht belastet, kann das entlastend sein und Sie daran erinnern, dass Sie eben nicht allein sind. Umso wichtiger, dass Sie gezielt schauen, dass Sie ein Netzwerk aus unterstützenden Menschen um sich herum aufbauen. Neben Familie und Freunden können das auch andere Betroffene sein, z. B. in Online-Foren oder in Selbsthilfegruppen, wie sie etwa die Endometriose-Vereinigung Deutschland e. V. anbietet. Der Austausch mit anderen Betroffenen kann zudem neue Anregungen und Informationen bringen. Nur wenn Ihr Umfeld weiß, was gerade los ist, kann es darauf reagieren, für Sie da sein und Unterstützung anbieten. Auch mit Ihrer Ärztin sollten Sie offen darüber reden, wie es Ihnen geht. So kann sie einen Blick darauf haben, ob vielleicht zusätzliche Unterstützung erforderlich ist.
Am Arbeitsplatz, in Schule, Ausbildung oder Universität können Fehltage aufgrund der Endometriose manchmal zu Sorgen vor negativen Konsequenzen (z. B. Kündigung, Nichthinterherkommen) führen. Ob man mit Vorgesetzten oder Kolleginnen teilen möchte, was eigentlich los ist, ist eine individuelle Entscheidung, bei der das Bauchgefühl und die persönliche Beziehung zum Gegenüber eine wichtige Rolle spielen. Es gibt keine Verpflichtung dazu, den Grund der krankheitsbedingten Abwesenheit zu benennen (es müssen natürlich AU-Bescheinigungen vorgelegt werden). Wenn Sie sich damit unwohl fühlen, müssen

Sie Ihre Endometriose also nicht thematisieren. Wenn ein vertrauensvolles Verhältnis zur Chefin besteht, kann es sich ggf. sogar entlastend anfühlen, offen zu sprechen. Eine solche „Offenbarung" sollte aber gut überlegt sein, denn leider sind die Akzeptanz und das Verständnis für chronische Erkrankungen nicht überall gleichermaßen vorhanden. Unterstützen und beraten zum Umgang mit der Erkrankung und rechtlichen Fragen können auch der Betriebsrat oder Personalrat bzw. Studierendenrat sowie – wo vorhanden – Gleichstellungsbeauftragte (insbesondere wenn ein Grad der Behinderung, GdB, vorliegt) oder auch die Endometriose-Vereinigung Deutschland e. V.

An Tagen mit starken Beschwerden braucht man manchmal neben emotionaler Unterstützung auch praktische Hilfe, z. B. etwas aus dem Supermarkt mitbringen, etwas zu essen kochen oder eine Wärmflasche machen. Es ist keine Schande, um Hilfe zu fragen.

Und so gut und wichtig reden über Schmerzen, Einschränkungen und Belastungen ist: Es darf danach auch wieder um andere Themen gehen. Ablenkung ist manchmal wichtig, damit man sich gedanklich auf Dauer nicht nur um Krankheit und Schmerzen dreht, denn das tut selten gut. Sie sollten sich immer wieder bewusst machen: Sie sind so viel mehr als Ihre Krankheit und Diagnose.

Entspannung für Körper und Geist

Anhaltende oder wiederkehrende Schmerzen sind Stress für Körper und Psyche. Entspannungsverfahren können ein wirksamer Weg sein, dem Stress und der muskulären und psychischen Anspannung entgegenzuwirken. Es gibt viele verschiedene Wege und Verfahren zur Entspannung. Gemeinsam haben alle Verfahren, dass sie Übung erfordern, damit sie schnell und effektiv funktionieren können.

Besonders gut untersucht ist die Progressive Muskelrelaxation (PMR) nach Jacobson. Bei der PMR werden verschiedene Muskelgruppen erst gezielt angespannt und dann entspannt. Durch den Wechsel aus An- und Entspannung gelingt das Loslassen oft leichter. Bei regelmäßiger Anwendung kann PMR Stress sowie depressive und ängstliche Symptome verringern. Ein weiteres bekanntes Entspannungsverfahren ist das autogene Training, bei dem die Vorstellungskraft und beruhigende Formeln (z. B. „Mein Arm ist ganz schwer") genutzt werden, um in einen entspannten Zustand zu kommen. Entspannungskurse werden häufig durch die Krankenkassen bezuschusst. Zudem findet man auf den Websites vieler Krankenkassen Gratisanleitungen zum Download. Auch Achtsamkeitsübungen wie die Atementspannung oder bestimmte Meditationen, Yoga, Qigong oder Traumreisen können zur Entspannung eingesetzt werden.

DAS VEGETATIVE NERVENSYSTEM BERUHIGEN: DIE BOXATMUNG

Mit der Boxatmung wird der Atem gezielt und geführt vertieft, was nachgewiesenermaßen die Stimmung verbessern, Stresserleben verringern und das vegetative Nervensystem beruhigen kann. Die Technik stammt aus dem Yoga (Pranayama). Schon fünf Minuten täglich können viel bewirken. Am besten übt man die Boxatmung die ersten Male in eher entspannten Situationen und wendet sie dann auch in herausfordernden Momenten an. Es kann helfen, sich die vier Seiten der Boxatmung (siehe Abb.) innerlich vorzustellen.
Setzen Sie sich entspannt und aufrecht hin. Schließen Sie gern die Augen oder richten Sie den Blick auf einen Punkt vor Ihnen auf den Boden. Nehmen Sie zunächst für einen Moment den natürlichen Atemfluss wahr. Beginnen Sie dann mit der Boxatmung, indem Sie tief auf vier Zählzeiten (1-2-3-4) durch die Nase einatmen. Halten Sie dann den Atem ebenfalls auf vier Zeiten, bevor Sie tief und vollständig durch den Mund auf vier Zeiten ausatmen. Halten Sie dann erneut den Atem für vier Zählzeiten. Falls Ihnen dieser Rhythmus nicht passend erscheint, können Sie auch auf 3-3-3-3 oder 5-5-5-5 wechseln.
Wiederholen Sie dies für einige Atemzyklen. Lassen Sie die Atmung dann zum natürlichen Rhythmus zurückkehren und spüren Sie kurz nach, wie es Ihnen jetzt geht.
Bringen Sie dann langsam Bewegung zurück in den Körper, recken und strecken Sie sich gern mal und öffnen Sie die Augen.

Darstellung der Boxatmung

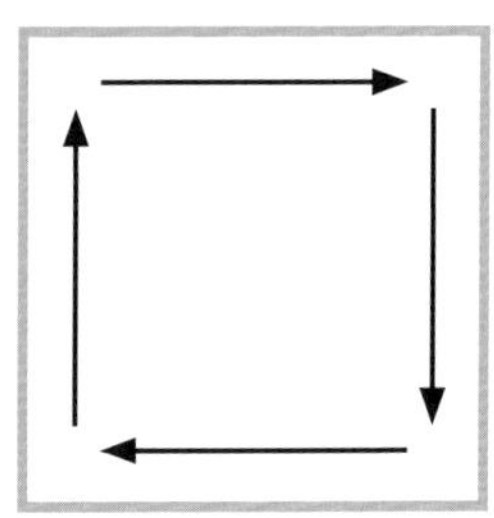

Es führen also viele Wege zum Ziel der Entspannung, vielleicht haben Sie auch Ihren ganz eigenen Weg – entscheidend ist, was bei Ihnen funktioniert. Unabhängig davon, welche Entspannungsmethode genutzt wird, ist es empfehlenswert, der Entspannung einen festen, regelmäßigen Platz im Alltag einzuräumen. Das beginnt bereits damit, auf kleine Pausen zu achten, insbesondere an Tagen mit Schmerzen.
Eine Atemtechnik, mit der man beruhigend auf sein vegetatives Nervensystem einwirken kann, ist die sogenannte Boxatmung (siehe Kasten links).

Vorsicht: Gedankliche Fallen!

Schmerzen können sich wie ein Kontrollverlust anfühlen. Sie kommen einfach über einen, schränken ein, erschweren oder behindern den Alltag. Hinzu kommt bei vielen von Endometriose Betroffenen ein langer Leidensweg bereits vor der Diagnose. Es ist von daher verständlich, wenn die gedankliche Reaktion auf Schmerzen von Ängsten, Sorgen und „Worst-Case-Szenarien" (z. B. „Das wird alles immer schlimmer") geprägt ist. Dieses Annehmen und Ausmalen der schlimmsten Szenarien – oft verbunden mit der Überzeugung, dass es so kommen wird – nennt man in der Psychologie katastrophisierende Gedanken. Eine Untersuchung von ca. 1.200 Frauen mit starken Regelschmerzen fand heraus, dass 58 % der Frauen mit Endometriose zu katastrophisierenden Gedanken neigten. Falls Sie solche Gedanken kennen, sind Sie also nicht allein!
Leider haben katastrophisierende, ängstliche Gedanken, wenn sie regelmäßig das Denken prägen, gravierende Nebenwirkungen. Es scheint einen direkten Zusammenhang zwischen katastrophisierenden Denkmustern und Schmerzen zu geben: Mehr Katastrophisieren geht häufig mit stärkeren Regelschmerzen einher. Zudem sind Katastrophisieren und Angst vor dem Schmerz mit vermehrten psychischen Symptomen (Depression, Angststörungen) assoziiert.
Katastrophisierende Gedanken bei Schmerzen können eine Art Teufelskreis in Gang setzen (siehe Abb. Seite 60): Sie wirken sich negativ auf die Stimmung aus, sind angstbesetzt und befördern eine vermehrte Aufmerksamkeitslenkung auf den Schmerz, der als große Bedrohung erlebt wird. Durch Angst, Sorgen und die intensivierte Schmerzwahrnehmung kann es zu vermehrter körperlicher und psychischer Anspannung kommen, die wiederum Schmerzen verstärken kann. Zudem kann Angst vor Schmerzverstärkung zur Vermeidung von (bestimmten) Bewegungen führen. Die dauerhafte Einnahme solcher Schonhaltungen (z. B. den ganzen Tag zusammengekrümmt liegen) kann leider muskuläre Verspannungen und die daraus folgenden Probleme und Schmerzen noch verstärken.

Teufelskreis Schmerz und katastrophisierende Gedanken

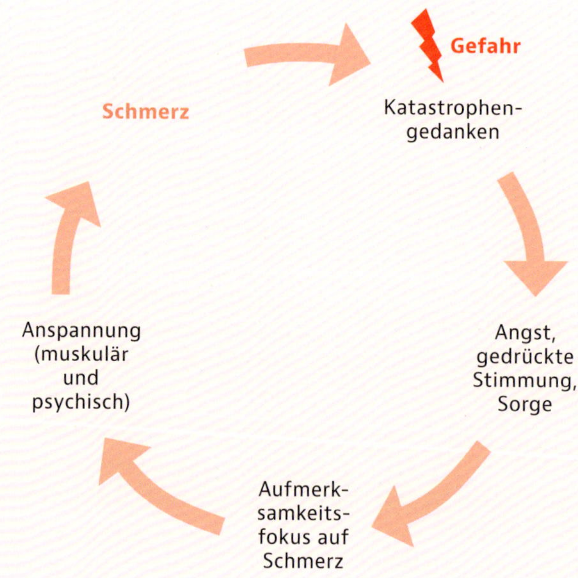

Die gedankliche Reaktion auf Schmerzen ist also ein wichtiger Ansatzpunkt in einer ganzheitlichen Behandlung. Auch Sie selbst können auf Ihre Gedanken Einfluss nehmen. Katastrophisierende Gedanken sind bei näherer Betrachtung oft nicht wirklich realistisch und eine ziemliche Schwarzmalerei. Das befürchtete Worst-Case-Szenario tritt in den allermeisten Fällen nicht ein. Wenn diese einseitigen Gedanken für „bare Münze" genommen und ihnen Glauben geschenkt wird, tappt man sozusagen in eine gedankliche Falle. Eine Gegenmaßnahme ist das bewusste Gegensteuern mit einer realistischeren, differenzierteren Einschätzung der Situation. Diese Neubewertung der Situation braucht nicht übermäßig positiv zu sein, das wäre oft auch wenig glaubwürdig, sondern es geht wirklich um eine realistische Einschätzung.

Das kann z. B. so aussehen, dass man sich daran erinnert, dass man die Schmerzen schon kennt, weiß, was gerade etwas Linderung verschaffen/sich gut anfühlen

kann und dass der Schmerz auch wieder vorbeigehen wird.
Neben dem gedanklichen Gegensteuern können Sie aufkommenden Ängsten mit Atem- und Entspannungsübungen, einer Haltung des Selbstmitgefühls und der Nutzung sozialer Unterstützung (z. B. einem Gespräch mit einer lieben Person, die die Situation kennt) entgegenwirken. Auch gezielt immer wieder den gedanklichen Fokus darauf zu lenken, was Sie gerade tun können und welche Einflussmöglichkeiten auf das eigene Befinden zur Verfügung stehen (siehe „Selfcare-Gewohnheiten" im folgenden Abschnitt), kann hilfreich sein. Um Gefühlen von Kontrollverlust entgegenzuwirken, kann es neben dem Fokus auf die eigenen Einflussmöglichkeiten sinnvoll sein, sich bei seriösen Quellen zu informieren. Informiert zu sein über die eigene Erkrankung und über verschiedene Behandlungsansätze sowie den eigenen Körper und Zyklus besser zu verstehen, kann etwas Kontrollgefühl zurückgeben und informierte Mitentscheidung ermöglichen. Im Englischen gibt es dafür den schönen Ausdruck „patient empowerment". Wissen, womit man es zu tun hat und was die Handlungsoptionen sind, kann es etwas weniger beängstigend machen. Zum „patient empowerment" möchte ich mit diesem Buch beitragen.
Zusammenfassend lässt sich festhalten, dass, auch wenn das Auftreten der Schmerzen und Beschwerden selbst oft nicht vorherseh- und lenkbar ist, durchaus Einflussmöglichkeiten vorhanden sind. So hat man Einfluss auf die eigene Bewertung der Situation, wie man sich in der Situation verhält bzw. was man für sich tut und wie man mit sich selbst umgeht (siehe Abschnitt „Selbstmitgefühl" ab Seite 50). Falls man trotz aller Bemühungen unter anhaltenden starken Ängsten und negativen Gedankenschleifen leidet, kann es sinnvoll sein, sich psychotherapeutische Unterstützung zu suchen.

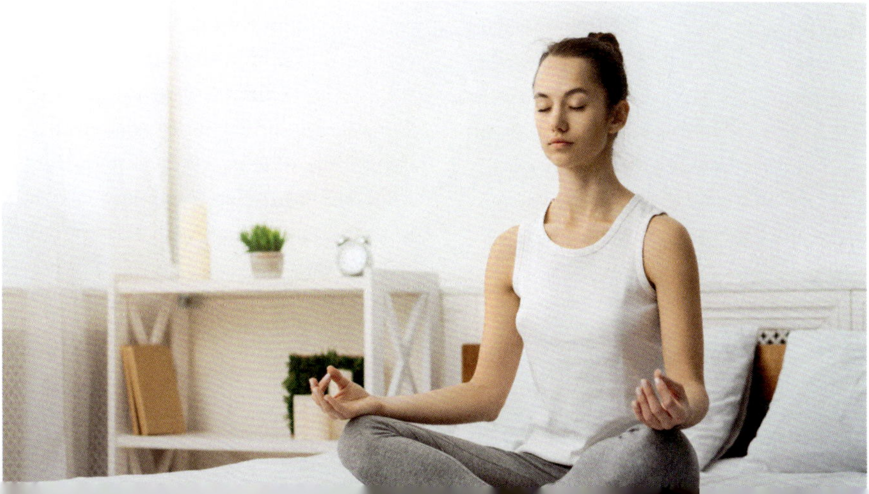

Selfcare-Gewohnheiten im Alltag verankern

Selbstfürsorge, auf Englisch Selfcare, bedeutet, sich gut um sich selbst und die eigene körperliche und psychische Gesundheit zu kümmern. Selfcare kann Dinge umfassen wie gesunde Ernährungsgewohnheiten, Sport und Bewegung, soziale Kontakte, Entspannung und Erholung, Körperpflege und Wellness oder Hobbys. Also alles, was dabei hilft, sich gut und gesund zu fühlen. Auch ausreichendem Schlaf kommt eine wichtige Rolle für unser Wohlbefinden zu: Guter Schlaf geht mit besserer mentaler Gesundheit, weniger Grübeln und geringerem Stressempfinden einher. Zugleich kann Schlafentzug mit erhöhter Schmerzwahrnehmung und -sensitivierung einhergehen.

Selbstfürsorge ist für alle Menschen wichtig, hat aber besonders große Bedeutung, wenn es einem gerade aufgrund von körperlicher Krankheit und/oder psychischen Beschwerden nicht gut geht. Leider fällt das Gut-um-sich-Kümmern in schwierigen Momenten oft besonders schwer. Hier muss man sich manchmal aktiv selbst daran erinnern, wie wichtig es ist, gut für sich zu sorgen, und was man gerade tun könnte, damit die Situation etwas erträglicher wird.

Um sich im Alltag gut um sich zu kümmern, müssen oft neue Gewohnheiten etabliert werden, und das kann mühsam sein. Viele kennen es: Man möchte endlich mehr Sport machen, aber es will nicht so richtig klappen, oder der Vorsatz zur regelmäßigen Durchführung einer Übung zur Beckenbodenentspannung gerät im Alltag immer wieder in Vergessenheit.

Ein guter Ausgangspunkt für neue Selfcare-Gewohnheiten sind Fragen wie: Was macht Ihnen Spaß und tut Ihnen gut, Sie machen es aber bisher nicht regelmäßig? Was hätten Sie Lust, mal auszuprobieren? Gibt es Dinge, die Ihnen früher mal gutgetan haben, die Sie aber mittlerweile nicht mehr machen und die Sie wieder aufleben lassen könnten? Um rauszufinden, was individuell passt und funktioniert, muss man oft Verschiedenes ausprobieren und den Dingen auch wirklich eine Chance geben. Eine gewisse Regelmäßigkeit und Routine sind hilfreich, um eine Gewohnheit zu etablieren und beizubehalten.

Es geht aber nicht darum, sich um jeden Preis ein starres Regime aufzuzwingen. Ihre Selfcare darf an Ihr Befinden und Ihre Bedürfnisse flexibel angepasst werden! Wenn Sie etwa regelmäßig klettern gehen und Ihnen das normalerweise körperlich und psychisch guttut, Sie aber gerade starke Schmerzen haben und sich gar nicht danach fühlen, ist es absolut okay, heute statt zum Klettern zu gehen lieber eine Runde sanftes Yoga zu Hause zu machen. Vielleicht passt hier das Bild von einem Selfcare-Werkzeugkoffer, aus dem Sie sich im jeweili-

gen Moment das passende Werkzeug heraussuchen.
Für Schmerztage im Speziellen können Sie ein eigenes Selfcare-Repertoire zusammenstellen. Was tut Ihnen dann gut? Was lindert den Schmerz (neben Schmerzmitteln)?
Das können Dinge sein wie ein Wärmepflaster oder eine Wärmflasche, ein Bad nehmen, sanftes Yoga, es ruhiger angehen lassen, bestimmte Atem- oder Entspannungsübungen, mit einer Freundin telefonieren, ein Spaziergang, der Lieblingstee, Selbstmitgefühl praktizieren, Ablenkung mit der Lieblingsserie u.v.m. Entscheidend ist, was für SIE passt und funktioniert.
Manchmal kann es hilfreich sein, sich die Dinge, die man für sich entdeckt hat, irgendwo aufzuschreiben oder zu visualisieren – so haben Sie sie im entscheidenden Moment direkt vor sich und können schauen, was Sie gerade nutzen wollen.

Tipps zum Umsetzen neuer Gewohnheiten in die Praxis

Wenn der Vorsatz für eine neue Selfcare-Gewohnheit gefasst ist, geht es an die Umsetzung. Das ist häufig gar nicht mal so einfach und erfordert einiges an Durchhaltewillen. Trotzdem lohnt es sich, dranzubleiben! Hier ein paar Anregungen, wie aus guten Vorsätzen leichter bleibende Gewohnheiten werden können:

- Aller Anfang ist schwer! Reden Sie sich selbst gut zu und machen Sie sich Mut. Eine Portion Zuversicht, dass das Vorhaben gelingen kann, ist hilfreich.
- Setzen Sie sich realistische, kleinschrittige Ziele. Notieren Sie sich diese am besten. Bei der Zielformulierung hilft die SMART-Formel: Ziele sollten
  - **s**pezifisch (d.h. klar definiert) sein,
  - **m**essbar sein (d.h. das Ziel in Zahlen ausdrücken),
  - **a**ttraktiv sein (d.h. für Sie von Bedeutung sein – ein ganz wichtiger Punkt; das Ziel muss für Sie Relevanz haben, rein von außen vorgegebene Ziele sind oft wenig motivierend),
  - **r**ealistisch (d.h. auch wirklich umsetzbar) sein und
  - **t**erminiert (d.h. mit fixem Datum festgelegt) sein.
  - Beispiel für ein SMART-Ziel: „Ich möchte für mehr Entspannung im Alltag sorgen, indem ich im nächsten halben Jahr 2-mal pro Woche (Di. und Do.) direkt nach der Arbeit Progressive Muskelentspannung für 15 Minuten zu Hause übe."
- Belohnen Sie sich selbst mit kleinen Dingen (z.B. Ihrer Lieblingsserie), wenn Sie ein Teilziel erreicht haben. Belohnung fördert die Motivation, dabeizubleiben.
- Nutzen Sie soziale Unterstützung und schaffen Sie durch Verabredungen

Verbindlichkeit (z. B. mit einer Freundin zum Sport verabreden). Achten Sie aber hierbei darauf, Ihr Vorhaben nicht zu sehr von anderen abhängig zu machen.

- Machen Sie sich konkrete Pläne (d. h., wann will ich es umsetzen, wo, wie genau, wie lange, was wird dafür benötigt). Setzen Sie sich Erinnerungen (z. B. Handy-Notification, Klebezettel an gut sichtbarer Stelle) und speichern Sie es gern als festen Termin in Ihrem Kalender. Das Vorhaben konkret zu definieren und es sich präsent zu halten, erhöht die Wahrscheinlichkeit, dass Sie es wirklich umsetzen.
- Prüfen Sie im Verlauf immer wieder, wie es klappt und wo es vielleicht hakt. Verurteilen Sie sich nicht, sondern suchen Sie nach Lösungen, wie es in Zukunft besser klappen könnte. Wenn die Ursachen erkannt sind (z. B. keine Energie nach der Arbeit, zu wenig Motivation, nicht dran gedacht), überlegen Sie sich, wie Sie diese Hindernisse in Zukunft überwinden können. Hier können sogenannte WENN-DANN-Pläne helfen, z. B.: „Wenn ich abends zu müde für Yoga bin, dann mache ich die Übungen direkt nach dem Aufstehen am nächsten Tag."
- Seien Sie nicht zu kritisch mit sich, das demotiviert nur. Versuchen Sie stattdessen, sich selbst anzufeuern, und machen Sie sich immer wieder bewusst, warum Sie Ihr Ziel umsetzen möchten und wie es Ihnen gehen wird, wenn Sie es geschafft haben.

Zur Unterstützung Ihrer Planung und Umsetzung Ihrer neuen Selfcare-Gewohnheit können Sie ein Tagebuch nutzen. Ich habe Ihnen eine Vorlage in der vorderen Buchklappe beigefügt.

Warnzeichen: Wann brauche ich Hilfe?

Nicht jede Frau mit Endometriose braucht eine Psychotherapie. Nichtsdestotrotz sollte die Psyche besondere Aufmerksamkeit bekommen, wenn man mit einer chronischen Schmerzerkrankung lebt, da behandlungsbedürftige psychische Beschwerden hier etwas häufiger auftreten als in Vergleichsgruppen ohne chronische Schmerzen. Endometriose kann mit einigen, teils schwerwiegenden Belastungen einhergehen, die sich auch auf die Psyche niederschlagen können. Das bedeutet einerseits, dass es wichtig ist, sich möglichst gut um sich zu kümmern (siehe die Tipps dazu im vorhergehenden Kapitel), und andererseits, Warnzeichen (siehe die folgende Aufzählung) ernst zu nehmen und bei Ihrer Ärztin oder Ihrem Arzt zu thematisieren. Endometriose sollte, ähnlich wie andere komplexe, chronische Erkrankungen auch, interdisziplinär und ganzheitlich behandelt werden. Dazu gehören die Mitbeachtung und – falls nötig – die Mitbehandlung des psychischen Befindens.

Psychische Warnzeichen

unbedenklich

Völlig normal ist ...

- mal einen schlechten Tag haben
- grübeln oder besorgt sein, sich dann aber auch wieder davon lösen können
- sich durch Schmerzen und Einschränkungen mal belastet fühlen, es unfair finden o.Ä.
- tageweise weniger Lust auf andere Leute haben
- sich manchmal weniger gut als sonst in der eigenen Haut zu fühlen

Warnzeichen können beispielsweise sein ...

- anhaltende starke Ängste und Sorgen, die zu Einschränkungen und Leiden im Alltag führen
- dauerhaft (über mehrere Wochen) stark gedrückte, traurige, hoffnungslose und verzweifelte Stimmung
- anhaltender (über mehrere Wochen) Verlust von Interesse und Freude an Dingen, die man eigentlich gern mag
- starker Antriebsmangel (d. h. sich zu nichts aufraffen können) und Erschöpfung über mehrere Wochen hinweg
- Gedanken daran, sich etwas antun zu wollen
- Grübelschleifen, katastrophisierende Gedanken, aus denen man nicht herauskommt und die stark belasten
- ausgeprägte Probleme mit Essen oder Gewicht (z. B. Essanfälle, exzessiver Sport, Hass auf den eigenen Körper)
- starker sozialer Rückzug über längere Zeit hinweg

psychologische Hilfe suchen

Bitte beachten: Die Aufzählung ist in keiner Weise vollständig. Es handelt sich um eine Auswahl vergleichsweise häufig auftretender Beschwerden.

Der Übergang von normalen zu behandlungsbedürftigen psychischen Phänomenen ist oft fließend. Nicht jedes kleinere Stimmungstief benötigt professionelle Behandlung. Wenn man aber feststellt, dass Probleme wie Ängste oder eine stark gedrückte Stimmung über mehrere Wochen bestehen bleiben, sie den Alltag beeinträchtigen und erheblichen Leidensdruck verursachen, besteht Handlungsbedarf. Im Zweifelsfall wird eine professionelle psychotherapeutische Diagnostik und Einschätzung benötigt, um zu bestimmen, ob aktuell Behandlungsbedarf vorliegt. Wie der Weg zu psychotherapeutischer Unterstützung konkret aussehen kann, wird ab Seite 67 beschrieben.
Zur Orientierung haben wir ein Stufenmodell bezogen auf das psychische Befinden bei Endometriose erstellt (siehe Abb. Seite 68). Während die grundlegenden Maßnahmen in Level 1, die in den vergangenen Abschnitten beschrieben wurden, allen zugutekommen und fester Teil des Alltags sein sollten, werden Level 2 und 3 dann relevant, wenn akute psychische Symptome und Belastungserleben vorliegen. In diesen Fällen werden dann zusätzliche Maßnahmen erforderlich.
Ein erster Schritt, wenn Sie sich belastet fühlen oder Warnzeichen (siehe Seite 65) an sich bemerken, sollte das offene Gespräch mit Ihrer Haus- und/oder Frauenärztin sein. Sie kann eine Ersteinschätzung der Situation vornehmen, Ihnen vielleicht schon ein paar gute Hinweise geben und über mögliche Behandlungsansätze informieren.
Zudem ist es, wenn man sich nicht gut fühlt, umso wichtiger, sich konsequent und liebevoll um sich zu kümmern und soziale Unterstützung zu mobilisieren. In trauriger oder ängstlicher Stimmung kann es einem manchmal so vorkommen, als wäre man damit ganz allein. Das Gefühl kann einen zum sozialen Rückzug verleiten, etwa weil man nicht zur Last fallen will, es einem zu viel ist oder die anderen es vermeintlich eh nicht verstehen.
Aber Achtung: Dem Impuls nach Rückzug dauerhaft nachzugeben, verschlechtert meist nur, wie es einem geht – etwa, weil Ablenkungen oder schöne Erlebnisse fehlen –, und verstärkt Gefühle von Einsamkeit und Isolation. Offener Austausch darüber, wie es einem geht, nach Hilfe fragen und mit anderen Betroffenen reden, kann diesen Gefühlen entgegenwirken. Zudem wird dann häufig schnell klar: So allein ist man gar nicht mit vielen Problemen.
Falls Sie anhaltend stark belastet sind, ist es an der Zeit, sich psychotherapeutische Hilfe zu suchen. Psychische Leiden müssen ebenso wie körperliche Leiden möglichst zeitnah behandelt werden. Psychische Störungen wie Ängste oder Depressionen können Schmerzverarbeitung und Schmerz-

sensitivierung im Gehirn verstärken und beeinflussen massiv die Lebensqualität. Übersichtsstudien weisen darauf hin, dass psychotherapeutische Interventionen – insbesondere die kognitiv-behaviorale Therapie (KVT) und achtsamkeitsbasierte Interventionen – positive Effekte auf Schmerzen, psychisches Befinden und Lebensqualität bei Endometriose haben können.

(Unerfüllter) Kinderwunsch und Endometriose

Endometriose muss nicht, kann aber vor allem bei ausgeprägten Befunden auch mit einer verringerten Empfängnisfähigkeit und etwas häufigeren Schwangerschaftskomplikationen einhergehen. Das Thema Kinderwunsch treibt somit viele Frauen mit Endometriose um und stellt nicht selten eine Belastung dar. Bei manchen Betroffenen ist es die Angst, dass sich ein (zukünftiger) Kinderwunsch nicht erfüllen könnte, bei anderen ist es ein bereits bestehender unerfüllter Kinderwunsch, eventuell verbunden mit invasiven Behandlungen wie IVF in einer Kinderwunschklinik. Insbesondere bei hoher Belastung durch einen unerfüllten Kinderwunsch oder eine Fruchtbarkeitsbehandlung ist das Aufsuchen psychotherapeutischer Unterstützung, ob in Form von Einzel- oder Gruppenangeboten, grundsätzlich empfehlenswert. In beiden Fällen können KVT oder achtsamkeitsbasierte Psychotherapie nachweislich zur Verringerung von Stress und psychischen Symptomen beitragen. Einzelne Übersichtsarbeiten fanden sogar Hinweise auf etwas höhere Schwangerschaftsraten bei Frauen mit als bei denen ohne psychologische Unterstützung während einer Fruchtbarkeitsbehandlung.

Psychotherapeutische Unterstützung suchen

Wie funktioniert der Weg in eine psychotherapeutische Behandlung? Für ambulante Psychotherapie können sich gesetzlich Versicherte über den Terminservice der 116 117 oder über direkte Anfragen in den Praxen einen Termin für ein Erstgespräch (die sogenannte Psychotherapeutische Sprechstunde) buchen. In der Sprechstunde wird sich ein Überblick über die Symptomatik verschafft und geprüft, ob eine Indikation für eine ambulante Therapie vorliegt oder ob eine andere Behandlungsform (z. B. stationär, medikamentös, digitale Gesundheitsanwendung) aktuell besser geeignet erscheint. Für die Aufnahme einer Psychotherapie ist keine Überweisung nötig. Leider kann nicht immer nach dem Erstgespräch auch ein Therapieplatz angeboten werden, manchmal muss also weitergesucht werden. Wenn ein Platz gefunden ist, kann nach mindestens zwei sogenannten probatorischen Sitzungen ein Therapieantrag gestellt werden.

Stufenmodell Psyche und Endometriose

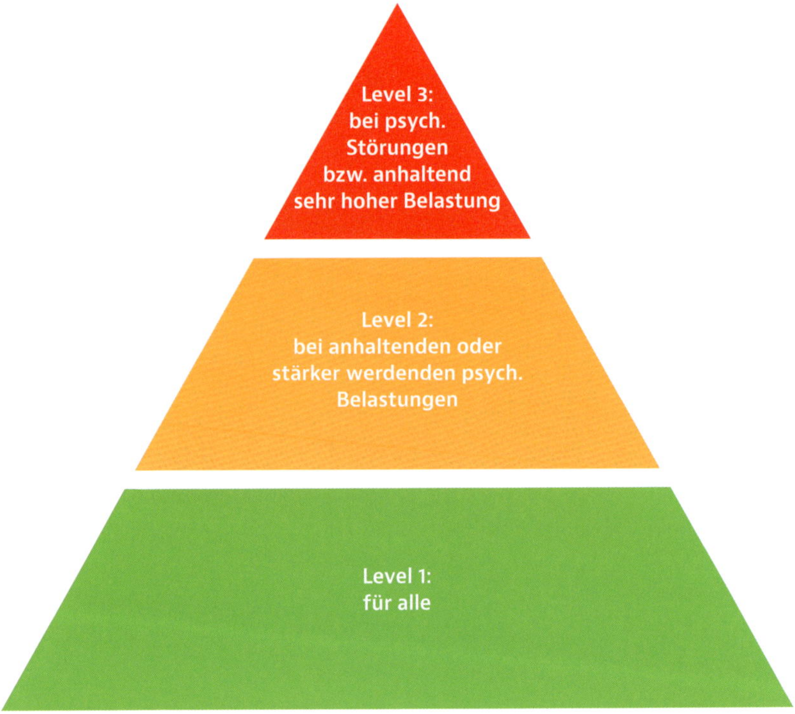
Level 3:
bei psych.
Störungen
bzw. anhaltend
sehr hoher Belastung
Level 2:
bei anhaltenden oder
stärker werdenden psych.
Belastungen
Level 1:
für alle

Level 3 Psychotherapie als Teil des Behandlungskonzepts, ggf. komplexe, multimodale Schmerztherapie

Level 2 Arzt/Ärztin informieren, Selfcare und alle Level-1-Maßnahmen intensivieren, statt Rückzug Austausch & soziale Unterstützung suchen, auf Gedankenmuster und Umgang mit sich achten, psychologische Ansprechpartner suchen (z. B. psychotherapeutische Sprechstunde, psychologische Beratungsstelle)

Level 1 Achtsamkeit, Selbstmitgefühl, Selfcare, gutes Gesundheitsverhalten, Entspannung, goldene Mitte im Aktivitätslevel finden, soziale Unterstützung, offene Kommunikation, Austausch mit anderen Betroffenen (z. B. in einer Selbsthilfegruppe)

Wichtig: Es muss sich um ärztliche oder psychologische Psychotherapeutinnen oder -therapeuten handeln. Diese haben nach ihrem Studium eine mehrjährige fundierte Weiterbildung durchlaufen und nur sie können mit den Kassen abrechnen. Am meisten Evidenz bei Endometriose gibt es für das Verfahren der (kognitiven) Verhaltenstherapie. Therapeutinnen und Therapeuten in Ihrer Umgebung finden Sie zum Beispiel über die Website der zuständigen Kassenärztlichen Vereinigung oder über spezielle Suchportale (z. B. therapie.de, psych-info.de).

Falls Sie privatversichert sind, können Sie sich auch direkt an Privatpraxen für Psychotherapie wenden. Eine Behandlung in Privatpraxen ist auch für gesetzlich Versicherte in bestimmten Fällen möglich (sog. Kostenerstattungsverfahren), falls bei dringendem Behandlungsbedarf nicht zeitnah ein Platz bei Kassentherapeutinnen gefunden werden kann.

Im Notfall, wenn Gedanken auftreten, sich etwas anzutun, kann man sich neben der behandelnden Ärztin auch an kostenlose, rund um die Uhr verfügbare Hilfsangebote wie z. B. den Krisenchat (krisenchat.de, bis 25 Jahre), die Online-Telefonseelsorge oder den lokalen Sozialpsychiatrischen Dienst wenden. Alternativ kann man sich in einer solchen Ausnahmesituation in der nächsten Rettungsstelle vorstellen.

Zusammenfassung und Ausblick

In diesem Kapitel ging es um Einflussmöglichkeiten auf das eigene Befinden, darum, wie neue, hilfreiche Selfcare-Gewohnheiten entstehen können, und die Wichtigkeit eines guten Umgangs mit sich selbst. Manches lässt sich bei einem Leben mit Endometriose leider nicht oder nur wenig beeinflussen. Wie man sich selbst in schwierigen Momenten behandelt und welche Gewohnheiten im Alltag gelebt werden, gehört jedoch (zum Glück) zu den Dingen, die sich wirkungsvoll beeinflussen lassen und die große Auswirkungen auf das eigene Befinden haben können.

Unsere Psyche und unser Körper sind eng miteinander verbunden. Eine körperliche Erkrankung wie die Endometriose hat häufig Einfluss auf das psychische Befinden, gleichzeitig wirkt sich eine belastete Psyche oft auch körperlich aus. Noch ein Grund mehr also, das seelische Befinden im Blick zu behalten, Warnzeichen ohne Alarmismus ernst zu nehmen und sich bei anhaltend starken psychischen Belastungen professionelle Hilfe zu suchen.

Neuere, ermutigende Evidenz weist darauf hin, dass psychotherapeutische Einzel- oder Gruppeninterventionen bei Endometriose ein wirksamer Bestandteil der Behandlung sein können und nicht „nur" psychische Beschwerden, sondern auch Schmerzen verbessern können.

SPORT UND BEWEGUNG

Bei Endometriose ist es besonders wichtig, das komplexe Zusammenspiel von Muskulatur, Körperhaltung und Organen zu verstehen. So können Sie Schmerzen gezielter vorbeugen oder lernen, mit ihnen umzugehen. Die vorgeschlagenen Übungen sind vielfach erprobt und alltagstauglich.

KÖRPERBEWUSSTSEIN UND BEWEGUNG

In einem gesunden Zustand funktionieren die Organe und der Bewegungsapparat – das komplexe Zusammenspiel von Knochen, Muskeln, Sehnen und Bändern – harmonisch zusammen. Wir betrachten das meist als selbstverständlich. Doch was geschieht, wenn diese Balance gestört wird?

Die Endometriose ist eine Erkrankung, die weit über die gynäkologischen Symptome hinausgeht und tiefgreifende Auswirkungen auf den gesamten Bewegungsapparat haben kann. Viele Betroffene berichten von chronischen oder zyklischen Schmerzen, die nicht nur im Unterbauch, sondern auch in anderen Körperregionen auftreten. Diese Schmerzen können die Körperhaltung beeinflussen und Verspannungen im Zwerchfell sowie im Beckenboden verursachen. Darüber hinaus können sie auch Auswirkungen auf den Kiefer haben, was sich beispielsweise in Knirschen oder dem Zusammenbeißen der Zähne äußert.
In diesem Kapitel soll gezeigt werden, wie Muskulatur, Körperhaltung und innere Organe wechselseitig aufeinander einwirken und wie das bei Patientinnen mit Endometriose zu Schmerzen und Bewegungseinschränkungen führen kann. So können Sie ein besseres Verständnis für die Komplexität der Erkrankung entwickeln und Wege entdecken, wie Sie Ihre Lebensqualität verbessern und Ihre Alltagsaktivitäten erhalten können.
Wenn man sich einen menschlichen Körper einmal genau anschaut, entdeckt man oft eine Kette biomechanischer Dysfunktionen, beginnend mit einer Fehlbelastung des Knies, über eine Beckenschiefstellung und eine laterale Verschiebung der Wirbelsäule bis hin zu einem Schulterschiefstand und einer Asymmetrie der Kiefergelenke. Diese Bedingungen haben ebenfalls Auswirkungen auf den Beckenboden.

Unser Körper – ein dynamisches Bewegungssystem

Bei Betrachtung der Wirbelsäule fällt auf, dass die Wirbelkörper in einer bestimmten Form dynamisch angeordnet sind und nicht starr übereinanderliegen. Nach oben schließt sich der Kopf mit den Nackenmuskeln und den Kiefergelenken an und nach unten schließt der Beckenboden das Organsystem im kleinen Becken ab.

Auch der Beckenboden besteht nicht aus Schichten wie ein Tortenboden, sondern aus dreidimensional angeordneten Muskeln. Er ist also ein muskulärer Trichter, der uns die Kontinenz sichert, den Orgasmus beschert und im Alltag durch den engen Kontakt mit der Beckenmuskulatur und den Hüftgelenken die Stabilität in Ruhe und Bewegung sichert. Sie können lernen, den Beckenboden bewusst wahrzunehmen und das Anspannen und Entspannen seiner Muskelstränge zu steuern (siehe dazu die ersten Übungen im Kapitel „Übungen zur Schmerzprävention und -reduktion" ab Seite 80).

Auch unser wichtigster Atemmuskel, das Zwerchfell, spielt eine überaus wichtige Rolle in unserem Bewegungssystem. Es ist über das Bindegewebe mit Magen, Darm, Leber und dem Uterus verbunden. Als Hauptatemmuskel wirkt es auf die Faszienketten, die bis in den Beckenboden reichen. Eine eingeschränkte Zwerchfellbewegung kann daher zu Spannungen im Beckenraum beitragen.

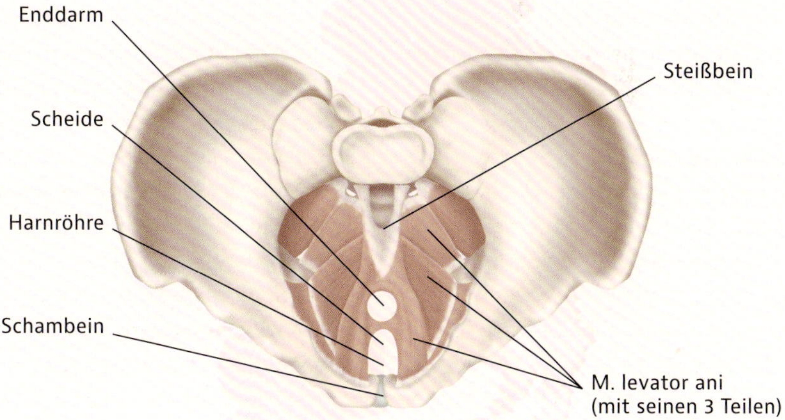

Blick von oben auf den Beckenboden, der durchbrochen wird von Harnröhre, Scheide und Enddarm. Die natürliche Funktion der Muskeln ist es, die Organe des Bauch- und Beckenraums zu halten und die Schließmuskulatur zu kontrollieren.

Zudem reguliert das Zwerchfell den Druck innerhalb des Bauchraums und unterstützt die Organmobilität, was bei Verklebungen und bei Beschwerden im Magen-Darm-Bereich zu Irritationen führen kann. Durch bewusste Zwerchfellatmung kann außerdem das vegetative Nervensystem beruhigt, der Lymphfluss gefördert und chronischer Schmerz positiv beeinflusst werden.

Sämtliche Strukturen des Knochengerüsts und des Bewegungsapparats reagieren sehr sensibel aufeinander, vergleichbar mit einem Dominospiel oder Mikado. Dies bedeutet, dass eine sich wiederholende Fehlhaltung oder ein chronisches Sich-Bewegen-im-Komfortmodus zu Bewegungseinschränkungen und zur Überlastung der muskulären und bindegewebigen Strukturen führen kann. Was wiederum den Schmerz anheizt.

In vielen Studien wurde dagegen bestätigt, dass Bewegung den Schmerzkreislauf durchbrechen kann. Hierbei ist darauf achtzugeben, dass man nicht über seine Schmerz- oder Leistungsgrenze hinausgeht, sondern ein Bewusstsein für den eigenen Bewegungs- und Kraftradius entwickelt und diesen dann behutsam steigert. Hierzu gehört z. B. auch eine gesunde Körperhaltung am Schreibtisch, beim Stehen oder bei der Gartenarbeit. Endometriose verursacht oft Schmerzen im unteren Rücken. Eine aktive Körperhaltung, bei der die Haltemuskulatur – insbesondere die Rumpf-, Beckenboden- und Schultermuskulatur – bewusst aktiviert ist, kann diese Schmerzen lindern oder beseitigen, indem sie die beanspruchten Strukturen entlastet und stabilisiert (siehe die Übung „Bridge Flow" auf Seite 88).

Woher kommt der chronische Schmerz?

Wenn Schmerzen im Unterbauch, Becken oder Rücken auftreten, nicht auf Schmerzmittel oder andere Behandlungen ansprechen und über 6 Monate andauern, sind sie chronisch. Der Zusammenhang zwischen chronischem Schmerz und einem verspannten Beckenboden ist komplex und kann auf verschiedene Weisen erklärt werden:

Schmerzkreislauf: Chronische Schmerzen, insbesondere im Beckenbereich, können zu einer erhöhten Muskelanspannung im Beckenboden führen. Denn wenn der Körper Schmerzen wahrnimmt, reagiert er meist mit einer Schutzreaktion, d. h., er spannt die Muskulatur unbewusst an. Diese Verspannungen können wiederum die Schmerzen verstärken. So entsteht ein Teufelskreis aus chronischem Schmerz und Muskelverspannungen.

Haltung und Bewegung: Schmerzen im Beckenbereich können die Körperhaltung und Bewegungsweise beeinflussen. Eine veränderte Haltung kann zu einer Überlastung bestimmter Muskelgruppen führen, einschließlich der Beckenbodenmuskulatur. Diese Überlastung kann zu Verspannungen und Schmerzen im Beckenboden führen, was die Beschwerden weiter verstärkt.

Nervensystem: Chronische Schmerzen können das zentrale Nervensystem sensibilisieren, was bedeutet, dass der Körper empfindlicher auf Schmerzreize reagiert. Diese Sensibilisierung kann auch die Muskulatur im Beckenboden betreffen, was zu einer erhöhten Anspannung führt.

Emotionale Faktoren: Chronische Schmerzen sind oft mit emotionalen Belastungen wie Angst, Stress oder Depression verbunden. Diese emotionalen Faktoren können sich ebenfalls auf die Muskulatur auswirken und zu Verspannungen im Beckenboden führen. Stress kann die Muskulatur verspannen, was die Schmerzen verstärken kann.

Funktionelle Einschränkungen im kleinen Becken: Dazu gehören Entleerungsstörungen der Blase und des Darms sowie ein verspannter Beckenboden. Ein schwacher oder verspannter Beckenboden kann die normale Funktion der Beckenorgane beeinträchtigen, was zu Beschwerden wie Schmerzen beim Geschlechtsverkehr, Inkontinenz oder Schwierigkeiten beim Stuhlgang führen kann.

Diese Einschränkungen wirken sich negativ auf die Lebensqualität aus, führen zu muskulärer Dysbalance und verstärken chronische Schmerzen.

Wie erkenne ich eine Funktionsstörung der Blase?

Ideal ist es, 2 Liter Wasser über den Tag verteilt zu trinken und die Blase 5- bis 8-mal täglich zu entleeren, ohne Druck auszuüben. Bei stündlichem Toilettengang und mehr als 2 Litern Trinkvolumen sollte ein Toiletten-/Trinkprotokoll geführt werden (www.kontinenz-gesellschaft.de/wp-content/uploads/2022/11/Internet_ErwachsenenProtokoll.pdf).

Eine Störung kann durch eine schwache oder verspannte Beckenbodenmuskulatur entstehen.

Manchmal sind es aber auch Angewohnheiten, die ein Protokoll aufzeigt und die im Anschluss selbstständig zu beheben sind.

Was ist beim Stuhlgang zu beachten?

Beim Stuhlgang ist eine Häufigkeit von 1-mal täglich bis 1-mal pro Woche normal, je nach Ernährung und Bewegung. Zu fester Stuhl kann zu schmerzhaften Entleerungen führen, wenn die hintere Beckenbodenmuskulatur verspannt ist. Wichtig ist, nicht zu drücken, um die Verspannung nicht zu verstärken. Eine Colonmassage oder eine spezialisierte Physiotherapie können hier Abhilfe schaffen.

MIT BEWEGUNG GEGEN DEN SCHMERZ

In diesem Kapitel erfahren Sie, was Sie selbst an präventiven Maßnahmen ergreifen können, um dem Schmerz vorzubeugen. Ergänzend finden Sie Empfehlungen zu sportlicher Aktivität sowie Anregungen zur Integration unterstützender Maßnahmen im Alltag, um ein gezieltes Schmerzmanagement aufzubauen.

Maßnahmen der Prävention

Ein normales und somit einwandfrei funktionierendes Bewegungssystem wird oft so lange als selbstverständlich angesehen, bis Einschränkungen und körperliche Grenzen auftreten. Bei Endometriose treten diese meist zyklisch und in vielfältiger Form auf. Der Verlauf variiert stark. Häufig sind Menstruationen stärker, länger und schmerzhafter, verbunden mit Stimmungsschwankungen und Müdigkeit. Die Schmerzen führen zu Schonhaltungen und Passivität. Die zyklischen Beschwerden ziehen sich oft über sechs bis zehn Jahre hin, bis endlich diagnostiziert wird, dass die Endometriose die Ursache ist – das ist ein langer Zeitraum. Daher ist es von großer Bedeutung, frühzeitig eine regelmäßige Bewegungsroutine zu etablieren.

Eine aufrechte Sitzposition auf einem Gymnastikball, ein gut eingestellter Bürostuhl oder die Nutzung eines Stehtisches tragen zum Erhalt des normalen Bewegungsumfangs bei. Zwischendurch helfen Lockerungsübungen, Ruhepausen und Bewegungseinheiten. Das Ziel ist es, erste Symptome zu lindern und chronische Verspannungen zu vermeiden.Mit regelmäßigen Selfcare-Maßnahmen wie Bauchmassage, Wärme und Atemübungen sowie bestimmten körperlichen Aktivitäten stärken Sie Ihr Gefühl von Kontrolle über den eigenen Körper. Das wirkt sich positiv auf Ihre Psyche aus. Ihr vegetatives Nervensystem wird beruhigt und Ihre Schmerzwahrnehmung gesenkt.

Selbstmanagement bei chronischen Schmerzen

Wenn sich die Beschwerden verstärken und die Lebensqualität sowie alltägliche Aktivitäten einschränken, ist es ratsam, Maßnahmen zur Selbsthilfe zu ergreifen. Das Übungsprogramm und die Selfcare-

SPORTARTEN UND AKTIVITÄTEN, DIE HILFREICH SIND:

- **Yoga:** Sanfte Dehnungen und Atemübungen können dazu beitragen, Verspannungen zu lösen und Stress abzubauen.
- **Pilates:** Diese Methode stärkt die Körpermitte und verbessert die Körperhaltung, was bei Schmerzen im Beckenbereich hilfreich sein kann.
- **Schwimmen/Aquafitness:** Das Wasser bietet eine gelenkschonende Möglichkeit, sich zu bewegen, den Kreislauf zu aktivieren und die Muskulatur zu entspannen.
- **Radfahren:** Sanftes Radfahren kann die Durchblutung fördern und die Muskulatur stärken, ohne zu viel Druck auf den Unterbauch auszuüben.
- **Gehen:** Regelmäßige Spaziergänge sind eine einfache Möglichkeit, aktiv zu bleiben und die Stimmung zu heben.
- **Tai-Chi:** Diese sanfte Kampfkunst fördert die Beweglichkeit und das Gleichgewicht und kann helfen, Stress abzubauen.
- **Leichtes Krafttraining:** Mit gezielten Übungen kann die Muskulatur gestärkt werden, was die Körperhaltung und das allgemeine Wohlbefinden verbessert.

Maßnahmen sollten nun sorgfältig ausgewählt und angewendet werden.
Die Übungen und Hinweise können je nach Beschwerden – wie Beckenbodenschwäche, Unterbauchschmerzen, Rückenschmerzen oder eingeschränkte Beweglichkeit – ausprobiert und angepasst werden.
Jede Frau hat in verschiedenen Lebensphasen unterschiedliche Bedürfnisse. Stellen Sie sich Ihre bevorzugten Übungselemente in einem für Sie maßgeschneiderten Plan zusammen.
Regelmäßige Schmerzen, ob zyklisch oder azyklisch, sowie beginnende Bewegungseinschränkungen führen häufig zu Schonhaltungen. Versuchen Sie diese zu vermeiden, indem Sie kleine Bewegungsrituale in Ihren Alltag integrieren. Machen Sie Ihre Übungen beim Zähneputzen oder beim Warten auf den Bus oder an der Ampel.

PROFESSIONELLE HILFE NUTZEN

Physiotherapie, Osteopathie, spezielle Übungen zur Entspannung des Beckenbodens und ein Schmerzmanagement können helfen, den Schmerzteufelskreis zu durchbrechen und die Lebensqualität der Betroffenen zu verbessern.

Nach einer ausführlichen Anamnese, Bewegungs- und Symptomanalyse erstellen spezialisierte Physiotherapeutinnen bzw. -therapeuten einen Therapieplan. Das Ziel ist es, Schmerzen zu lindern, Bewegungseinschränkungen zu verbessern und die Funktion betroffener Strukturen wiederherzustellen. Bei entsprechender Indikation und Qualifikation des Therapeuten oder der Therapeutin wird eine vaginale und/oder rektale Untersuchung der Beckenbodenmuskulatur durchgeführt. Zudem kann ein externer perinealer Ultraschall oder ein Elektromyogramm (EMG) zur Überprüfung der Muskelfunktion eingesetzt werden. Abhängig vom Schweregrad der Beschwerden reicht die Behandlung von präventiven Maßnahmen über gezielte Schmerztherapie bis hin zur postoperativen Betreuung. Darüber hinaus ist eine Beratung bezüglich der Auswahl und Anwendung medizinischer Hilfsmittel wie Elektrostimulations- oder Biofeedback-Geräte (siehe rechte Seite) möglich.

Eine spezialisierte Physiotherapie wird auch vor oder nach einer Operation zur Behandlung von Endometriose empfohlen, um die Genesung zu unterstützen und die Muskulatur zu stärken.

WEITERFÜHRENDE INFORMATIONEN

https://frauenklinik.charite.de/zentren/endometriosezentrum
www.elektrotherapie-deutschland.de (Biofeedback- und Elektrotherapie)
www.ag-ggup.de/therapeuten-liste-beckenboden/
www.osteopathie.de
www.endometriose-vereinigung.de/

BECKENBODENTRAINING MIT BIOFEEDBACK

Etwa ein Drittel der Frauen kann ihren Beckenboden nicht richtig wahrnehmen und dadurch auch nicht willkürlich aktivieren. Für ein erfolgreiches Beckenbodentraining kann in der spezialisierten Physiotherapie ein **Biofeedbacktraining** durchgeführt werden. Hierbei wird die Wahrnehmung erleichtert durch die Visualisierung der Kontraktion mithilfe einer vaginalen oder rektalen Sonde auf einem Computer oder auf dem Screen eines Heimgeräts, welches durch Ihren Arzt bzw. Ihre Ärztin für einige Monate verordnet werden kann. Die Sonde selbst gibt keine elektrischen Impulse ab und dient lediglich der Visualisierung der Anspannung und Entspannung der Beckenbodenmuskeln. Mithilfe dieser Methode kann der Arzt oder der Physiotherapeut beurteilen, wie gut Betroffene den Beckenboden anspannen können und wo Dysbalancen im Beckenboden liegen. Diese können daraufhin durch ein entsprechendes Training ausgeglichen und die Kontrolle und Kraft der Muskulatur verbessert werden.
Anders verhält es sich bei der sogenannten **funktionellen Beckenbodentherapie**. Dies ist eine spezielle Form des Biofeedbacks zum Beckenbodentraining. Dabei kann mithilfe von elektrischen Impulsen der Beckenboden stimuliert oder entspannt werden, was zusätzlich die Schmerzen reduziert oder den Beckenboden stärkt. Die Patientinnen werden sorgfältig in die Nutzung eingeführt, sodass sie auch zu Hause trainieren können. Therapiegeräte können von Arzt oder Ärztin als Leihgeräte verschrieben werden.

Es ist ratsam, frühzeitig mit einem Arzt oder einer Gynäkologin über die Möglichkeit einer physiotherapeutischen Behandlung zu sprechen, um den individuellen Bedarf zu berücksichtigen und vor einem operativen Eingriff das Bewegungsausmaß und Bewegungsverhalten zu optimieren.

ÜBUNGEN ZUR SCHMERZ-PRÄVENTION UND -REDUKTION

Mit den folgenden Übungen werden all jene Körperregionen angesprochen, die bei Endometriose am meisten in Mitleidenschaft gezogen sind: Beckenboden, Unterbauch und Wirbelsäule inkl. Becken und Kiefer.

Jede Einheit lädt dazu ein, den eigenen Körper trotz bestehender Beschwerden achtsam wahrzunehmen, ihn in seiner Beweglichkeit zu erhalten, gezielt zu kräftigen und gleichzeitig Momente der tiefen Entspannung zu schaffen.

Viele der Übungen überschneiden sich in ihrer Wirkung – so entsteht ein flexibler Raum, in dem jede Frau ihre persönlichen Favoriten entdecken und nach und nach in ihren Alltag integrieren kann.

Anatomie-Flow

→ entdecken und bewusst wahrnehmen

Setzen Sie sich auf eine flache Unterlage oder legen Sie sich auf die Seite – gern ein Bein anstellen – und nehmen Sie die Knochenbegrenzungen des Beckenbodens wahr, indem Sie mit den Fingern danach tasten: Rechts und links befinden sich die beiden Sitzbeinhöcker; zusammen mit dem Schambein vorne und dem Steißbein hinten begrenzen sie eine muskuläre Raute mit den Öffnungen Harnröhre, Scheide und Anus. Der Musculus levator ani beginnt am Schambein und bildet eine Schlinge, die sich um die Öffnungen herumzieht und gemeinsam mit den Schließmuskeln von Blase und Anus die Kontinenz in Anspannung sichert und Entspannung zulässt.

Der Beckenboden-Griff

→ wahrnehmen und kräftigen

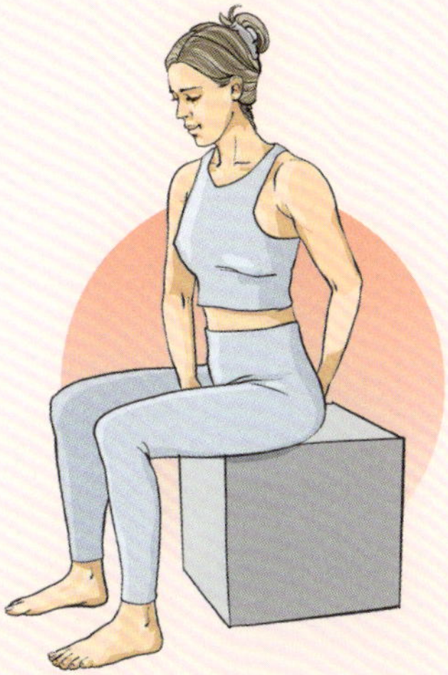

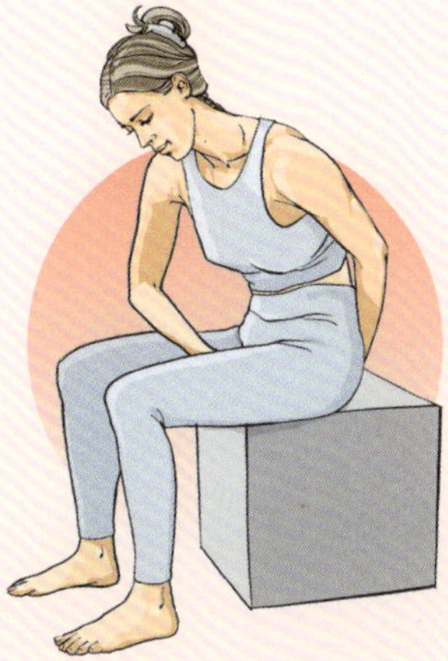

1. Setzen Sie sich aufrecht auf einen Stuhl, legen Sie eine Hand an den Damm, den Übergang zwischen Vulva und Anus. Die andere Hand wird an den Anus gelegt.

2. Spannen Sie mit der Ausatmung den Anus zum Schambein nach vorn oben an. Die Bewegung ist vergleichbar mit dem Festhalten eines Tampons oder dem Unterdrücken des Harnflusses.

3. Kontrollieren Sie Ihre Haltung: Husten Sie im aufrechten Sitz und zum Vergleich im krummen Sitz. Das Ziel ist, dass die Beckenbodenmuskulatur beim Husten nicht belastet wird und auf der Hand am Damm kein Druck ankommt. In der aufrechten Haltung gelingt das viel besser als in der gebeugten.

Wiederholungen: Zuerst schnell: 15-mal je 2 Sekunden anspannen, 3 Sekunden Pause, 2 Sekunden anspannen; dann langsam: 15-mal je 12 Sekunden anspannen und nachspannen, 6 Sekunden Pause, 12 Sekunden anspannen; 2- bis 3-mal pro Woche in Rückenlage, im Sitzen oder Stehen.

Pelvic-Release

→ **mobilisieren und kräftigen**

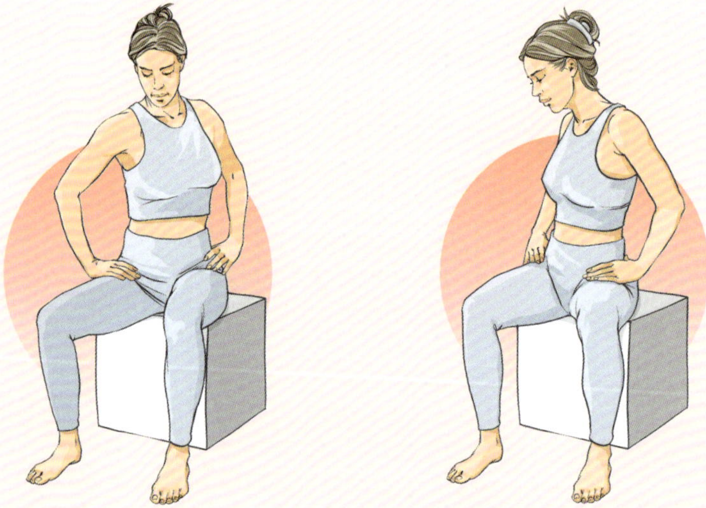

1. Setzen Sie sich aufrecht auf einen Stuhl, spüren Sie Ihre Sitzbeinhöcker auf der harten Unterlage.

2. Bewegen Sie die Sitzbeinhöcker einzeln jeweils nach oben (kopfwärts) und nach unten (fußwärts).

3. Heben Sie den Oberkörper über beide Sitzbeinhöcker nach vorn und nach hinten (Beckenkamm auf beiden Seiten anheben und nach vorne bewegen; wieder anheben und nach hinten bewegen).

4. Bewegen Sie die Sitzbeinhöcker jeweils zum diagonalen Knie hin und zurück.

Wiederholungen: Führen Sie jede Bewegung mehrfach hintereinander durch, vor und zurück. Am Schluss gehen Sie in eine kreisende („tanzende") Bewegung.

Tipp: Ihr Rumpf bleibt während der gesamten Übung stabil. Bei akutem Schmerz können Sie sich auf ein Wärmekissen setzen und kleine kreisende Bewegungen durchführen.

Modified Happy Baby

→ **reduziert Schmerzen**

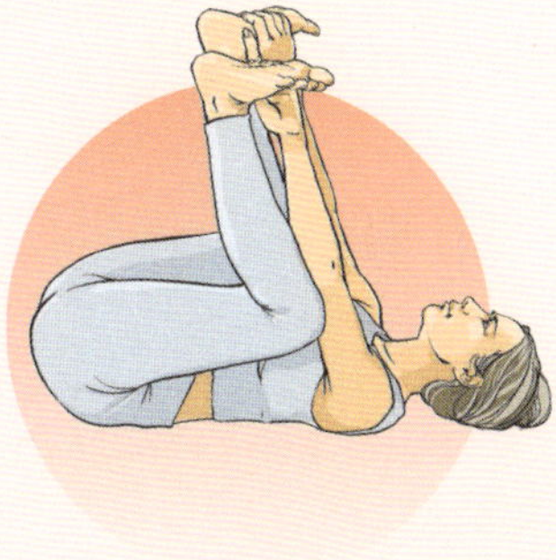

1. Ziehen Sie in Rückenlage die Beine zum Oberkörper heran. Die Hände greifen die Füße von der inneren Beinseite, die Unterarme liegen an den Innenseiten der Schienbeine, die Ellenbogen schieben die Knie auseinander.

2. Schaukeln Sie sanft nach rechts und links.

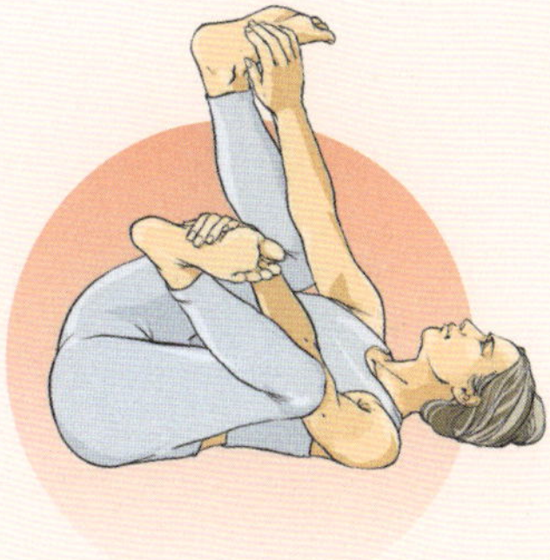

3. Beugen und strecken Sie die Knie im Wechsel.

4. Lassen Sie sich mit gebeugten Knien nach rechts fallen und gehen Sie dann zurück nach links. Beugen und strecken Sie die Knie auch während dieser Seitwärtsbewegung.

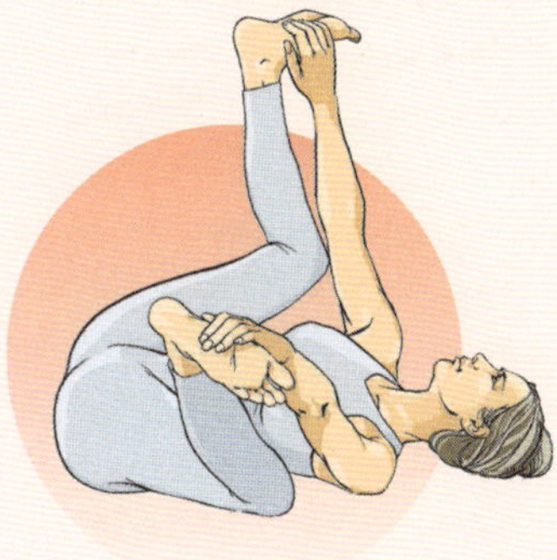

Wiederholungen: Wiederholen Sie die Bewegungen, sooft Sie mögen und es Ihnen guttut.

Hip-Circle

→ **lockert und lindert Schmerzen im unteren Rücken**

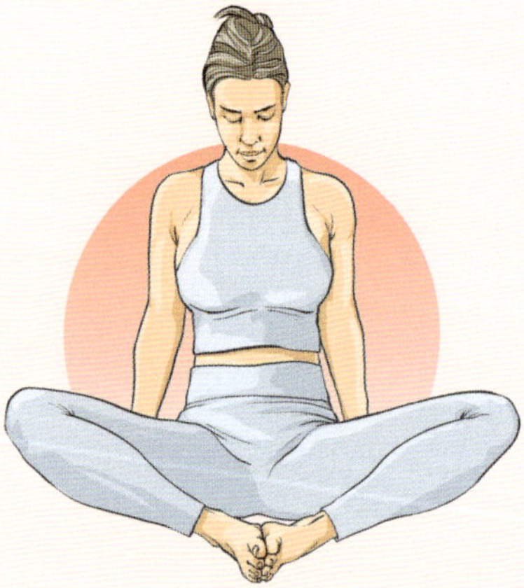

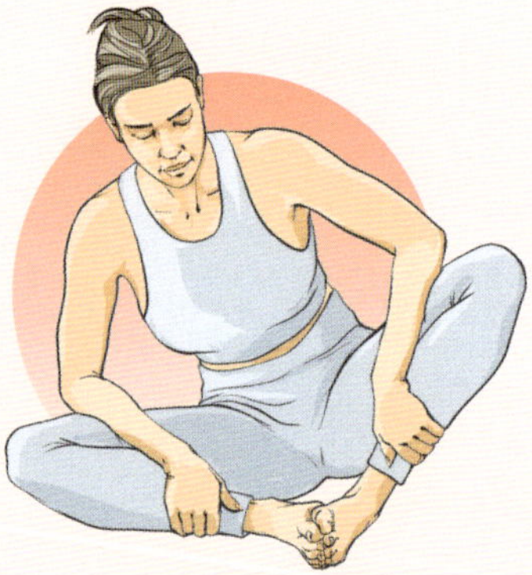

1. Setzen Sie sich auf den Boden; der Rücken ist an ein Möbelstück oder die Wand angelehnt. Legen Sie die Fußsohlen gegeneinander und lassen Sie die Knie nach außen fallen. Wenn es Ihnen angenehmer ist, unterlagern Sie die Knie. Spüren Sie die Dehnung in den Leisten.

2. Beugen Sie die Knie nur so weit, dass ein „Hohlkreuz" bzw. die Lordose der Lendenwirbelsäule bestehen bleibt. Sie können dazu auch ein gefaltetes Handtuch unter das Steißbein legen.

3. Beginnen Sie dann, das Gewicht abwechselnd nach rechts und links zu verlagern.

4. Anschließend führen Sie kreisende Bewegungen über dem Boden aus. Alle Auflagepunkte des Beckens (Sitzbeinhöcker!) sind nacheinander zu spüren.

Wiederholungen: Kreisen Sie in beide Richtungen, sooft Sie mögen. Versuchen Sie, bei starken Schmerzen mit kleinen Bewegungen zu beginnen.

Core-Ease

→ **lindert Schmerzen im Unterbauch**

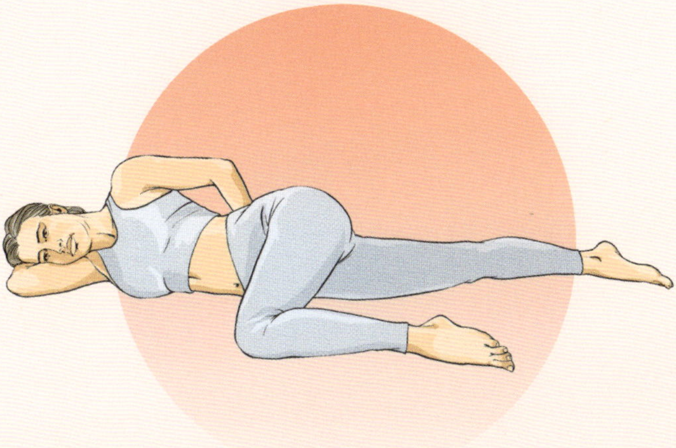

1. Legen Sie sich auf eine Seite, der Kopf liegt auf einem gefalteten Handtuch oder auf dem unteren angewinkelten Arm. Das obere Bein legen Sie gebeugt vor sich ab.

2. Der obere Arm wird nach innen gedreht, die flache Hand an die Lendenwirbelsäule gelegt und die Schulter fällt entspannt nach hinten. Entweder verbleiben Sie in der sanften Dehnlage oder Sie bewegen das Becken ganz sanft nach vorn und hinten oder Sie ziehen den Beckenkamm in Richtung Schultergelenk und Füße.

Wiederholungen: Wiederholen Sie die Bewegungen, sooft Sie mögen und es Ihnen guttut.

Tipp: Sie können sich bei dieser Übung auch eine Wärmflasche unter den Bauch legen.
Versuchen Sie auch einmal, bei dieser Übung das Becken kreisen zu lassen.

Fascial-Wave-Flow

→ **kräftigt, mobilisiert und lindert Schmerzen**

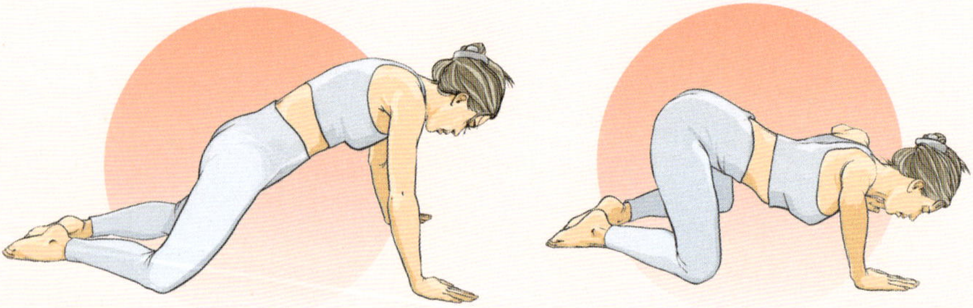

1. Gehen Sie in den Vierfüßlerstand, die Knie zeigen leicht nach außen.

2. Bewegen Sie Ihren Oberkörper vor und zurück wie in einer Welle. Machen Sie dabei beim Hochkommen einen runden Rücken und beim Vorschieben lassen Sie den Bauch hängen und gehen ins Hohlkreuz.

3. Der Kopf geht dabei weiter nach vorn als die Hände. Je weiter Sie den Kopf vor die Hände bewegen, desto größer ist die Kräftigung.

Wiederholungen: 2 bis 3 Minuten lang, 3-mal die Woche.

Carriage-Flow

→ **lindert Schmerzen und Verspannungen im Unterbauch**

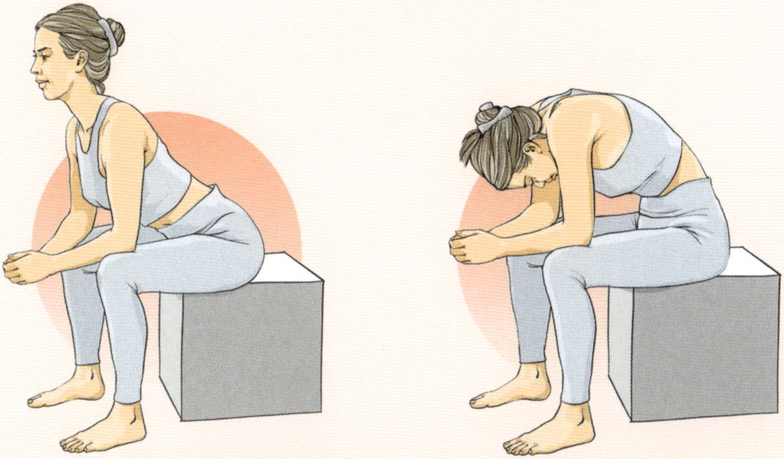

1. Setzen Sie sich auf einen Stuhl, neigen Sie den Oberkörper nach vorn und legen Sie die Ellenbogen auf den Oberschenkeln ab („Kutschersitz").

2. Atmen Sie durch die Nase ein und durch den Mund aus und lassen Sie dabei den Bauch locker hängen.

3. Bringen Sie beim Einatmen den Rücken bis zum Kopf in die Streckung („Kuh"). Mit dem Ausatmen machen Sie die Wirbelsäule rund und bewegen das Kinn an die Brust („Katze").

Wiederholungen: 2 bis 3 Minuten lang, 3-mal die Woche.

Tipp: Sie können diese Haltung auch beim Arbeiten am Laptop auf einem kleinen Tisch einnehmen.

Bridge-Flow

→ **kräftigt und stabilisiert die Lendenwirbelsäule**

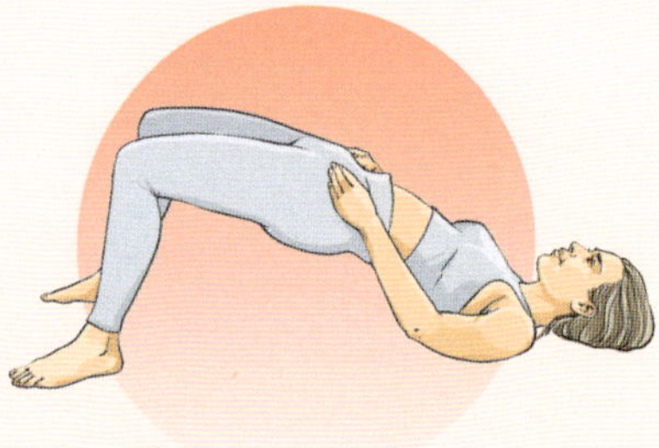

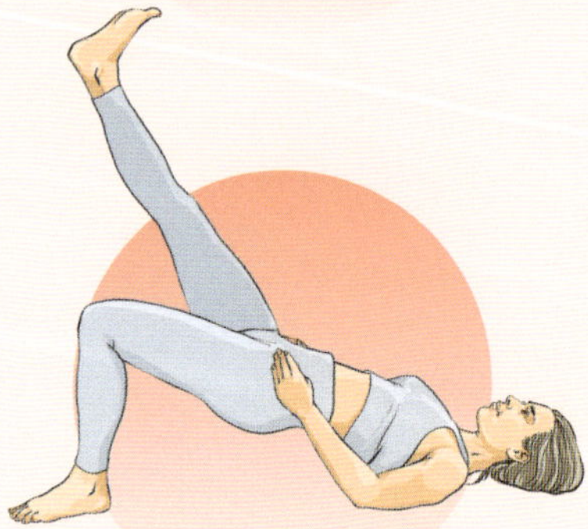

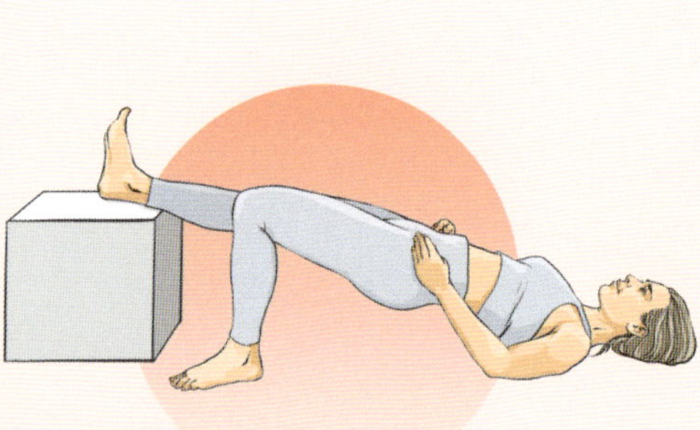

1. Stellen Sie in Rückenlage die Beine an, die Füße sind hüftbreit auseinander.

2. Heben Sie das Becken an, das Hüftgelenk bleibt dabei gestreckt. Sie „hängen" in der Mitte nicht durch.

3. Bewegen Sie das Becken langsam hoch und herunter.

4. Strecken Sie die Beine abwechselnd zur Decke.

Wiederholungen: Wiederholen Sie die Bewegungen, sooft Sie mögen und es Ihnen guttut.

Tipp: Sie können die Übung auch mit auf dem Sofa oder dem Bett abgelegten Füßen ausführen: Heben Sie das Becken an und drehen Sie es nach rechts und nach links. Heben Sie das Becken an und beugen und strecken Sie die Beine im Wechsel. Heben Sie das Becken an und heben und senken Sie die gestreckten Beine abwechselnd.

Step-Flow

→ **stabilisiert und kräftigt die Becken- und Beinmuskulatur**

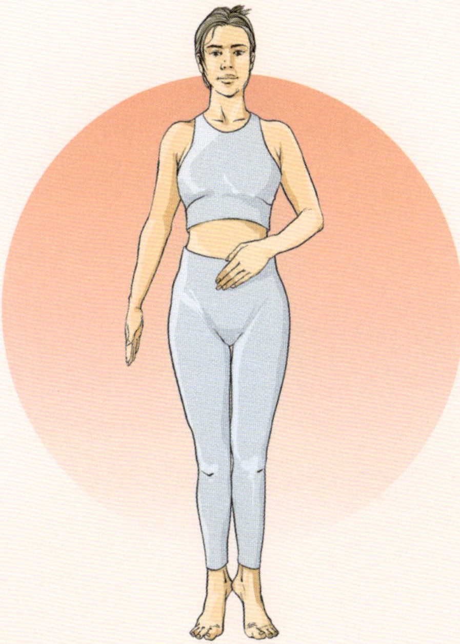

1. Stellen Sie sich mit geschlossenen Beinen aufrecht hin. Die Füße bilden ein V, die Fersen berühren sich.

2. Gehen Sie mehrfach in den Zehenstand hoch und wieder runter, die Fersen bleiben dabei stets zusammen.

3. Wichtig bei dieser Übung ist eine stabile Mitte, d.h. eine gleichmäßige Spannung in Bauch, Po und Beckenboden.

Wiederholungen: Wiederholen Sie die **Übung, sooft Sie mögen.**

Tipp: Diese Übung kann z.B. auch während des Zähneputzens ausgeführt werden.

Stand-Flow

→ **kräftigt und mobilisiert die Becken- und Beinmuskulatur**

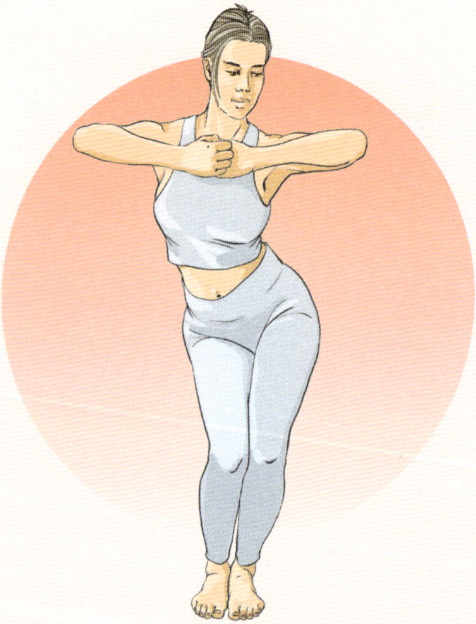

1. Stellen Sie die Füße dicht nebeneinander und ziehen Sie das Schambein und den Bauchnabel zusammen (Bauchspannung).

2. Heben Sie die Ellenbogen und verhaken Sie die Finger beider Hände vor der Brust ineinander.

3. Bewegen Sie das Becken in der Kniebeuge seitlich hin und her. Halten Sie dabei die Bauchspannung.

Wiederholungen: Wiederholen Sie die Übung, sooft Sie mögen. Auch während des Zähneputzens können Sie die Beckenbewegungen ausführen.

Fascial-Swing-Step

→ **kräftigt und mobilisiert die Becken- und Beinmuskulatur**

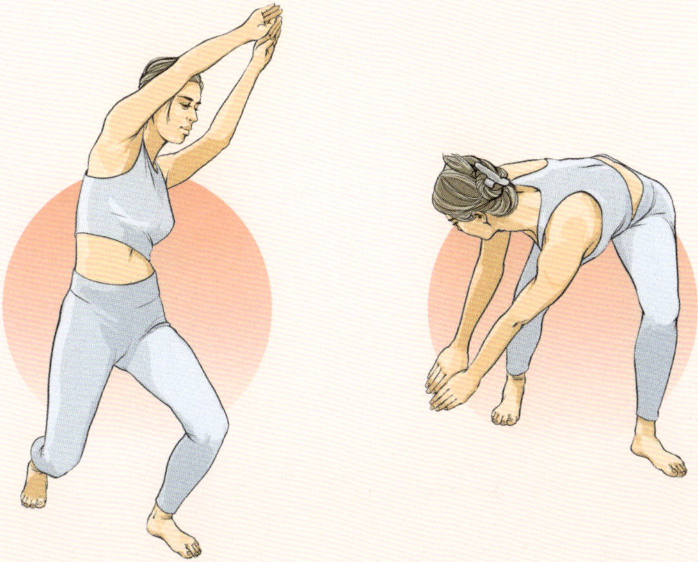

1. Gehen Sie in eine weite Schrittstellung, beide Knie sind gebeugt.

2. Schwingen Sie die Arme nach vorn oben und nach hinten unten.

3. Gehen Sie abwechselnd an der linken Seite und an der rechten Körperseite entlang.

Wiederholungen: Zwischendurch 1 bis 2 Minuten lang.

Side-Core

→ **sorgt für eine stabile Mitte**

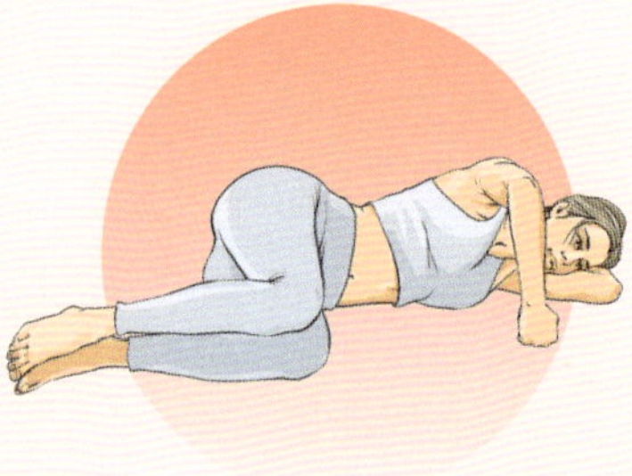

1. Gehen Sie auf einer Unterlage in die Seitenlage, die Beine sind leicht gebeugt.

2. Legen Sie den Kopf auf dem unteren Arm ab, die obere Hand macht eine Faust und drückt von oben in die Unterlage, um Körperspannung aufzubauen. Heben Sie beide Knie an und halten Sie dabei das Becken stabil. Dann die Knie wieder ablegen.

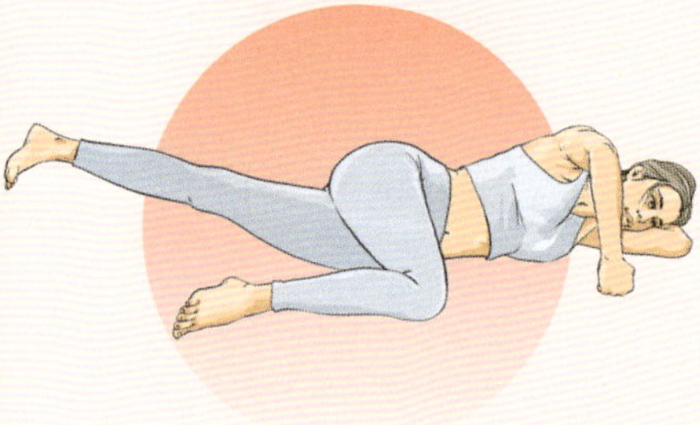

3. Gehen Sie in die gleiche Ausgangslage, strecken Sie nun aber das untere Bein nach hinten und heben Sie es an.

4. Der untere Arm geht in den Unterarmstütz oder Handstütz. Legen Sie die obere Hand an den Bauch oder stützen Sie sie vor dem Bauch ab. Dann das Becken nach oben und unten bewegen.

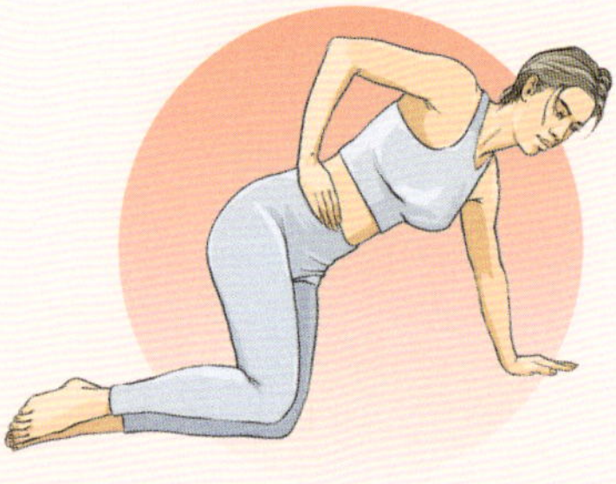

Wiederholungen: Jede Seite 3-mal mit 10 bis 20 Wiederholungen, dazwischen kurze Pausen, 1-mal täglich.

Shoulder-Release

→ **dient der Lockerung und Entspannung**

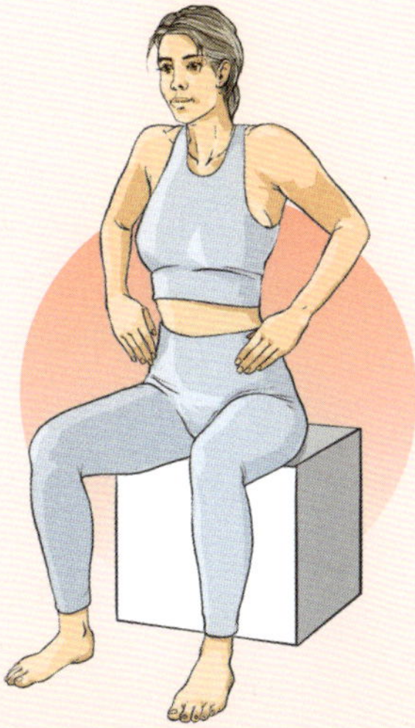

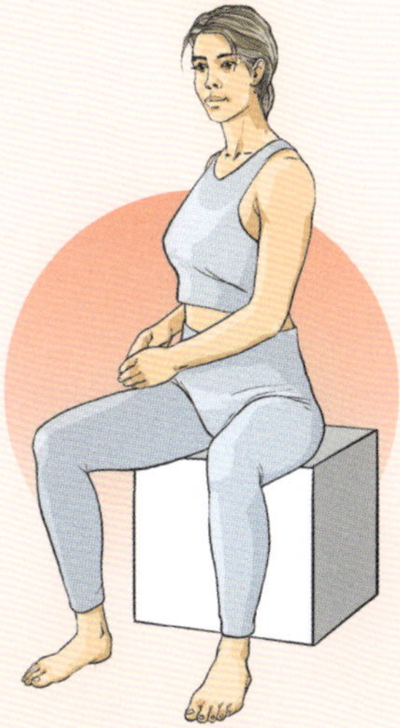

1. Setzen Sie sich auf einen Stuhl. Ziehen Sie beide Schultern nach oben und lassen Sie sie wieder fallen.

2. Anschließend schieben Sie eine Schulter nach vorn unten und zeitgleich die andere nach hinten unten.

3. Abwechselnd hin und her in einer fließenden Bewegung.

Wiederholungen: Circa 10 bis 15 Wiederholungen, mehrfach am Tag bei längerem Sitzen am Schreibtisch.

Calm-Flow

→ hilft bei Kopfschmerzen und (Beckenboden-)Verspannungen

1. Legen Sie sich in Rückenlage. Die Beine sind gestreckt oder angestellt.

2. Visualisieren Sie die Umrisslinie Ihres Körpers und gehen Sie in Gedanken durch, an welchen Stellen Ihr Körper den Boden berührt (Schultern, Becken etc.).

3. Beobachten Sie Ihren Atem und nehmen Sie wahr, wie die Bewegung der Atmung die Auflagefläche des Körpers verändert.

Tipp: Sie können diese Übung auch variieren. Vertiefen Sie die Atmung durch Flanken- oder Bauchatmung. Lassen Sie Ihr Becken sanft kreisen. Spannen Sie jede Schulter einzeln 3-mal gegen die Unterlage, halten Sie die Spannung 2 bis 3 Atemzüge lang und lösen Sie sie dann wieder.
Sie können die Fußsohlen auch bei gebeugten Knien aneinanderlegen. Dann kann der Beckenboden noch besser entspannen.

Vision-Stretch

1. Legen Sie sich in Rückenlage. Die Beine sind gestreckt oder angestellt. Der Kopf liegt auf einem gefalteten normalgroßen Handtuch.

2. Der Hals soll frei liegen. Ziehen Sie die Schultern von den Ohren weg nach unten. Bewegen Sie das Kinn sanft nach vorn unten und halten Sie es dort.

3. Schließen Sie die Augen und richten Sie die Aufmerksamkeit während der Einatmung nach oben hin zur Scheitelmitte und bei der Ausatmung runter zu den Füßen. Der Kopf bleibt dabei unbeweglich. Bleiben Sie ca. 2 bis 3 Minuten in dieser Haltung.

Tipp: Diese Übung ist auch gut zum Einschlafen geeignet.

Wechselatmung (Pranayama)

→ **hilft bei Stress und Schmerzen in Beckenboden oder Unterbauch**

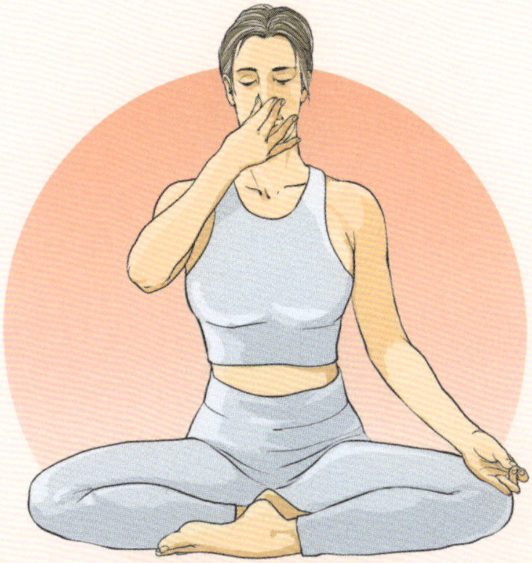

1. Gehen Sie in den aufrechten (Schneider-)Sitz. Heben Sie die rechte Hand auf Nasenhöhe und klappen Sie Zeige- und Mittelfinger nach innen, die linke Hand liegt locker auf dem linken Knie.

2. Ausatmen: Nach einer langen Ausatmung decken Sie mit dem rechten Daumen das rechte Nasenloch zu.

3. Einatmen: Durch das linke Nasenloch atmen Sie nun langsam ein. Zählen Sie dabei bis vier und halten Sie den Atem kurz an.

4. Ausatmen: Bedecken Sie nun mit dem rechten Ringfinger das linke Nasenloch und lösen Sie gleichzeitig den Daumen vom rechten Nasenloch. Atmen Sie durch dieses langsam aus.

5. Nun atmen Sie durch das rechte Nasenloch ein und machen eine kurze Atempause. Dann verschließen Sie das rechte Nasenloch mit dem Daumen und atmen durch das linke Nasenloch aus.

Wiederholungen: Etwa 5 Minuten lang im Wechsel.

Breath-Ball

→ **mobilisiert im Wirbelsäulenbereich und entspannt**

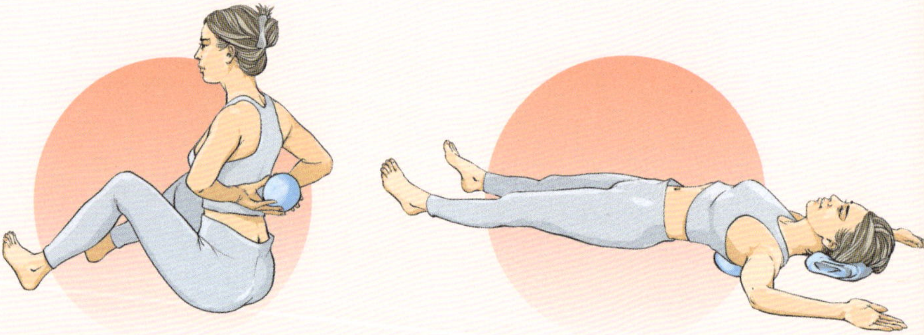

1. Legen Sie einen leicht gefüllten Pilatesball (ø 22 cm) auf Höhe der Brustwirbelsäule auf die Unterlage und legen Sie sich in Rückenlage darüber. Den Kopf bitte mit einem gefalteten Handtuch o. Ä. unterlagern.

2. Strecken Sie die Arme zur Seite aus und vertiefen Sie die Atmung im Brustkorb und in den Flanken (durch die Nase ein-, durch den Mund ausatmen).

3. Im Anschluss legen Sie die Arme nach oben neben dem Kopf ab und fokussieren sich weiter auf die Atmung (2 bis 3 Minuten).

Wiederholungen: Beide Positionen sollten schmerzfrei und ohne Kraftanstrengung durchgeführt werden. Bei unangenehmen Symptomen (Schwindel o.Ä.) brechen Sie die Übung ab.

Hunch-Release

→ hilft bei Schmerzen und bei Ermüdung am PC

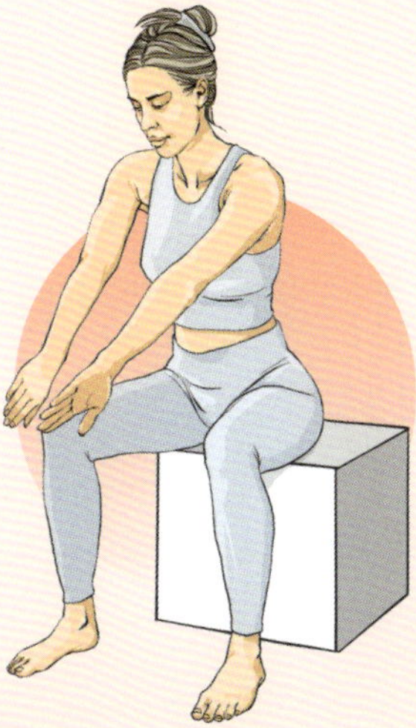

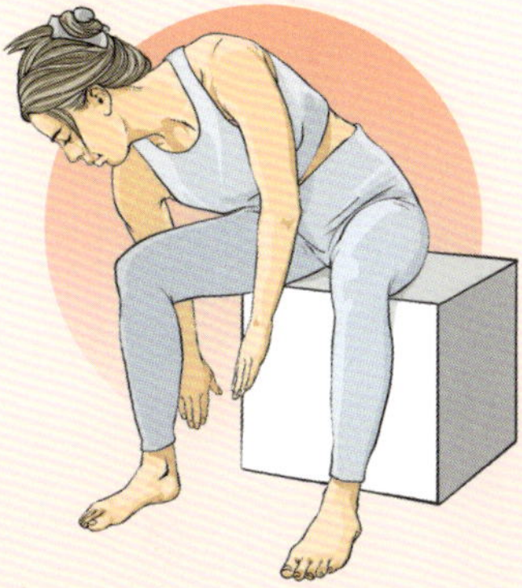

1. Setzen Sie sich auf einen Stuhl, die Füße stehen flach am Boden.

2. Drehen Sie die Hände nach innen, sodass die Handflächen zueinanderzeigen. Strecken Sie beide Hände zum Boden, die rechte außen am Bein, die linke zwischen die Knie.

3. Bei der Einatmung heben Sie die Schulter zwischen den Knien nach oben und lassen sie wieder fallen. Dann die linke Hand außen und die rechte zwischen die Knie und die Übung auch in dieser Haltung durchführen.

Wiederholungen: Jede Seite mehrmalig.

ERNÄHRUNG

Eine antientzündliche Ernährungsweise, die individuell an Ihre Bedürfnisse angepasst ist, kann Ihre Beschwerden und möglicherweise auch den Verlauf der Endometriose positiv beeinflussen. Das kann sowohl die Darmprobleme betreffen als auch die Schmerzintensität!

SO SIEHT DIE ANTIENTZÜNDLICHE ERNÄHRUNG AUS

Die Informationen in diesem Kapitel sollen Ihnen dabei helfen, sich bewusst mit Ihrer Ernährung auseinanderzusetzen und diese ganz individuell und behutsam so zu gestalten, dass sie zu einem unterstützenden Element auf Ihrem Weg wird.

Ernährungspyramide

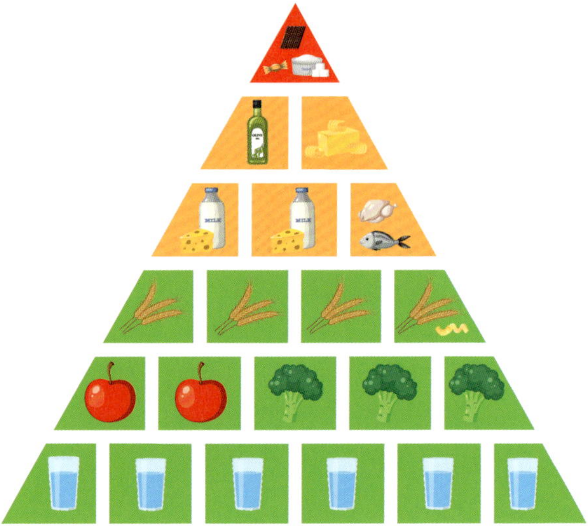

Jeder Baustein steht für eine Portion, die jeder mit der eigenen Hand abmessen kann. **Grün:** täglich in den Speiseplan einbauen, **Gelb:** ein gemäßigter Verbrauch wird empfohlen, **Rot:** nur selten verzehren.

Die Ernährungsgesellschaften wie das Bundeszentrum für Ernährung (BZfE) oder die Deutsche Gesellschaft für Ernährung e. V. (DGE) haben die gesunde Ernährung in einer sogenannten Ernährungspyramide zusammengefasst. Diese besteht aus acht Gruppen und sechs Ebenen. So ist auf einen Blick klar, welche Lebensmittel bei einer ausgewogenen Ernährung sehr häufig (Vollkornprodukte, Obst, Gemüse) und welche eher seltener (Fett, Süßigkeiten, Fast Food) auf den Teller gehören.

Getränke

Die Getränke bilden mit sechs „Portionen" am Tag die Basis der Ernährungspyramide und dadurch die Grundlage unserer Ernährung. Unser Körper besteht zu 50 bis 60 % aus Wasser. Es sorgt für eine gesunde Nierenfunktion und für den richtigen Druck im Herz-Kreislauf-System. Gleichzeitig ist es auch ein natürliches Kühlmittel des Körpers und stellt sicher, dass wir im Sommer oder beim Sport nicht überhitzen. Wasser hält also die Körpertemperatur aufrecht. Auch alle Nährstoffe, Mineralien, wasserlösliche Vitamine oder Ballaststoffe, aber auch Botenstoffe wie Hormone sowie Medikamente brauchen das Wasser als Lösungs- und Transportmittel.
Die Gesellschaft für Ernährung empfiehlt ca. 1.500 ml Wasser über den Tag verteilt zu trinken. Der Körper benötigt zwar mehr Wasser am Tag, aber etwa ein Drittel des benötigten Wassers nehmen wir über die feste Nahrung zu uns. Vor allem Obst und Gemüse enthalten sehr viel Wasser.
Am besten eignen sich als Durstlöscher Mineral- und Leitungswasser, Kräutertees sowie ungesüßte Früchtetees. Vorsicht ist bei Arzneitees geboten, weil sie durchaus eine pharmakologische Wirkung entfalten können oder es zu Wechselwirkungen mit Medikamenten kommen kann. Fruchtsäfte mit ihrem hohen Zuckergehalt sollten nur verdünnt getrunken werden. Sie können beispielsweise einen Liter Wasser mit einem Glas (ca. 250 ml) Fruchtsaft mischen und über den Tag verteilt trinken. Limonaden sind durch ihren zu hohen Zucker-, Süßstoff- oder Kaloriengehalt bei Endometriose eher ungeeignet.

Wenn Kaffee zu Ihren Lieblingsgetränken gehört, haben Sie sich bestimmt gefragt, ob er sich auf die Endometriose negativ auswirken kann. Fakt ist, dass Koffein sich negativ auf östrogenabhängige Krankheiten wie Endometriose auswirken kann und dass sowohl bei Endometriose als auch bei Kinderwunsch Kaffee nur sparsam konsumiert werden sollte. In Studien konnte jedoch kein Zusammenhang zwischen dem Risiko für die Entstehung einer Endometriose und Kaffeekonsum gefunden werden. Personen mit einer Histaminintoleranz reagieren empfindlich, vor allem beim Genuss von Filterkaffee. Im Kapitel „Histaminintoleranz" (ab Seite 131) erfahren Sie mehr zu diesem Thema.

Alkohol kann – wie allgemein bekannt – schädliche Wirkungen im Körper entfalten. Ein übermäßiger Konsum kann zu Lebererkrankungen führen. Dann kann auch der Abbau von Hormonen wie z. B. von Östrogen gestört sein. Wenn diese Hormone nicht vollständig abgebaut werden, kann das auch die Endometriose verschlimmern. Durch Alkoholmissbrauch können auch Depressionen oder Angstzustände auftreten. Da die DGE keine potenziell gesundheitsfördernden und sicheren Mengen für einen unbedenklichen Alkoholkonsum identifizieren konnte, ist die klare Empfehlung, auf alkoholische Getränke zu verzichten.

Weniger Schmerzen durch den Verzehr von Obst und Gemüse?

Obst und Gemüse sind ausgezeichnete Lieferanten von Vitamin A, C und E sowie Mineralien und Ballaststoffen. Darüber hinaus schützen die Antioxidantien aus Obst und Gemüse Ihren Körper vor freien Radikalen, sie wirken entzündungshemmend und unterstützen Ihr Immunsystem. Und sie spielen eine wichtige Rolle in der Regulation der hormonellen Prozesse. Die entzündungshemmenden Eigenschaften können auch Endometriose-Betroffenen helfen, die Beschwerden zu lindern und den Verlauf der Krankheit positiv zu beeinflussen. Außerdem erfüllen diese Vitamine im Körper andere vielfältige Funktionen.

Vitamin A (Retinol) ist für gesunde Augen und das Immunsystem zuständig. Es ist vorwiegend in Lebensmitteln tierischen Ursprungs, vor allem Leber, enthalten. Die pflanzliche Variante des Vitamins A heißt Betacarotin und befindet sich beispielsweise in Karotten, Grünkohl, Spinat, Fenchel oder Honigmelone. Aus dieser Vorstufe kann sich der Körper selbst Vitamin A herstellen. Die Betacarotinoide sind antioxidativ wirksame sekundäre Pflanzenstoffe. Sie sind fettlöslich – deswegen ist es wichtig, immer an etwas Öl bei der Zubereitung von Vitamin-A-reichen Lebensmitteln zu denken.

Das bekannte Vitamin C (Ascorbinsäure) hat viele positive Eigenschaften. Es ist für ein gesundes Immunsystem, strahlende Haut und die Wundheilung wichtig. Als Antioxidans ist es in der Lage, unsere Zellen vor sogenanntem oxidativem Stress zu schützen. Vitamin C findet sich beispielsweise in Erdbeeren, Sanddorn, Paprika, Brokkoli oder auch in Kiwis sowie in Zitrusfrüchten (Orangen und Zitronen). Bei Letzteren ist jedoch wegen des hohen Histamingehalts Vorsicht geboten.

Das dritte wichtige Vitamin, das bei Endometriose durch seine entzündungshemmenden Eigenschaften eine große Rolle spielt, ist Vitamin E (Tocopherol). Es ist wie Vitamin A ein fettlösliches Vitamin und schützt durch seine antioxidativen Eigenschaften die Zellen vor Schäden. Diese Eigenschaften kann es am besten gemeinsam mit seinen Mitspielern, dem Vitamin C und dem Betacarotin (Vitamin A) entfalten. Besonders viel Vitamin E nehmen wir mit Nüssen, pflanzlichen Ölen oder Paprika sowie Wirsingkohl auf.
Diese gesundheitsfördernden Prozesse werden im Körper durch Spurenelemente wie Zink und Kupfer unterstützt.
Zink ist wichtig für das Immunsystem, die Wundheilung und das Wachstum der Zellen. Zinkreiche Lebensmittel sind Fleisch, Hülsenfrüchte, Nüsse, Haferflocken und Vollkornprodukte.
Auch Kupfer ist ein wichtiges Spurenelement bei Endometriose. Es ist maßgeblich an der Blutbildung beteiligt.
Da Endometriose-Betroffene oft eine überstarke Regelblutung haben, hilft Kupfer beim Ausgleich der starken Blutung. Es ist in dunkler Schokolade und anderen Lebensmitteln wie Nüssen, Soja, Haferflocken sowie Meeresfrüchten enthalten.
Selen reguliert im Körper gleichermaßen antientzündliche Prozesse. Ein Selenmangel kann sich auf die Funktion der Schilddrüse negativ auswirken. Es kommt beispielsweise in Weizenkleie, Paranüssen, Käse und Eiern vor.
Alle Obst- und Gemüsesorten sind zudem voll von Ballaststoffen, die unzählige positive Eigenschaften für unseren Körper haben.

Ballaststoffe – von wegen Ballast!

Ballaststoffe kommen vorwiegend in pflanzlichen Lebensmitteln vor. Im Grunde sind es komplexe Kohlenhydrate, die die enzymatische Verdauung im Dünndarm überstehen und so teilweise oder vollständig im Dickdarm landen.
Ab hier entscheidet sich ihr Stoffwechselweg und ihre Funktion im Körper in Abhängigkeit davon, ob sie sich im Wasser lösen lassen oder nicht. Die löslichen Ballaststoffe dienen als Futter für die Darmbakterien. Sie werden von den Bakterien des Dickdarms fermentiert.
Dabei entstehen die sogenannten kurzkettigen Fettsäuren, hauptsächlich Acetat, Propionat und Butyrat.
Diese haben unzählige Funktionen. Sie schützen den Darm vor Darmpathogenen, also Stoffen, die uns schaden können. Sie regulieren unseren Stoffwechsel oder das Immunsystem mit und sind an den antiinflammatorischen Prozessen in unserem Körper beteiligt. Eine der wichtigsten Aufgaben des Butyrats ist, die Darmzellen (Darmzotten) mit Energie zu versorgen. Ohne Butyrat gehen unsere Darmzellen schnell zugrunde,

was zu Störungen der Darmfunktion und zu chronisch-entzündlichen Darmerkrankungen führen kann. Dadurch, dass sie Wasser binden können, wirken sie im Darm auch stuhlregulierend, sie können den Zucker- und den Cholesterinspiegel im Blut senken und sie binden die Schwermetalle im Darm. Aber die Reise fängt bereits im Magen an, wo sie zu der Erhaltung des richtigen Säuregrads beitragen können und ein anhaltendes Sättigungsgefühl nach dem Verzehr auslösen können. Dadurch können sie zur Gewichtsregulation beitragen.

Eine hervorragende Quelle von löslichen Ballaststoffen ist Hafer. Er sorgt durch die in ihm reichlich vorhandenen Beta-Glukane dafür, dass viele kurzkettige Fettsäuren im Darm entstehen, die antientzündliche und andere gesundheitsfördernde Wirkungen auf den Körper entfalten können. Er „kleidet" gleichzeitig die nervösen Darmschleimhäute aus und beruhigt so manchen nervösen Magen oder gereizten Darm.
Weitere gute Quellen der löslichen Ballaststoffe sind vor allem Linsen, Beeren und viele andere Obstsorten wie zum Beispiel Äpfel. Sie enthalten das sogenannte Pektin, einen löslichen Ballaststoff, der im Darm stuhlregulierend wirkt. Er kann durch die quellenden Eigenschaften den harten Stuhl lösen. Gleichzeitig kann er aber durch die Bindefähigkeit bei Durchfall das überschüssige Wasser binden und so auch hier eine Linderung verschaffen. Diese Eigenschaften sind sehr wichtig, weil Patientinnen mit Endometriose sehr oft hormonbedingt unter wechselndem Stuhlgang leiden. Dabei wechseln sich Verstopfung mit lästigem Durchfall ab – manchmal im 12-Stunden-Takt. Da gibt es keine Medikamente, die den Stuhlgang andicken und gleichzeitig lösen. Deshalb ist der gute Rat: Essen Sie einfach einen Apfel, dann wird es sich im Darm selbst „entscheiden", wie er Ihnen helfen kann.

Die unlöslichen Ballaststoffe werden nicht im Darm fermentiert. Sie passieren relativ unverändert den Darm und werden ausgeschieden. Trotzdem haben sie positive Eigenschaften für den Körper. So regen sie den Darm zur „mechanischen" Arbeit und zum Ausscheiden von Stoffwechselprodukten an. Sie fördern die gesunde Darmbewegung und verkürzen die Zeit, in der Abfallprodukte die Darmschleimhaut reizen können. So beugen die unlöslichen Ballaststoffe Verstopfung, entzündlichen Darmerkrankungen oder Hämorrhoiden vor und sorgen für eine natürliche sanfte Darmreinigung.
Sehr gute Quellen für diese Art von Ballaststoffen sind beispielsweise die meisten Gemüsesorten, Vollkornprodukte und Nüsse. Auch Flohsamenschalen tun ergänzend gut.

Die Deutsche Gesellschaft für Ernährung (DGE) empfiehlt einen Ballaststoffkonsum von 30 g pro Tag. Um auf diese Menge zu kommen, sollten Sie reichlich zu Hülsenfrüchten, Obst und Gemüse, Vollkornprodukten, Samen und Nüssen greifen.
Menschen, die gelegentlich nach dem Verzehr von Obst und Gemüse unter Beschwerden wie Völlegefühl, Blähbauch oder Bauchschmerzen leiden, können im Kapitel „Das Mikrobiom mit Prä- und Probiotika unterstützen" (ab Seite 135) wertvolle Informationen finden.
Damit der Körper ausreichend mit Vitaminen, Spurenelementen und Mineralien versorgt wird, sollten Sie viel frisches rohes Obst und Gemüse essen. Drei Portionen Gemüse und zwei Portionen Obst pro Tag bieten eine gute Mischung für eine ausgewogene Ernährung, die eine deutliche Besserung des Wohlbefindens mit sich bringt.
Da sich Pflanzenschutzmittel negativ auf die Gesundheit auswirken können, wird empfohlen, Obst und Gemüse überwiegend aus kontrolliert biologischem Anbau einzukaufen.

EMPFEHLUNG ZU OBST UND GEMÜSE:

5 Portionen täglich
Dabei ist 1 Portion …

- 1 Handvoll (ganzes) Obst und Gemüse (z. B. 1 Apfel, 1 Paprika) oder
- 2 Handvoll kleinstückiges bzw. zerkleinertes Obst und Gemüse (z. B. Beeren und Salat)

Fünf Portionen am Tag – das sind z.B. morgens ein Apfel, zwischendurch ein paar Möhrenstifte mit Joghurtdip, mittags eine Gemüsesuppe und ein Obstdessert.
Abends dann einen Salat oder Radieschen zum belegten Brot.
Ideal sind 2 Portionen Obst und 3 Portionen Gemüse am Tag – und viel Abwechslung!

Getreide, Hülsenfrüchte & Co.

Auf der dritten Ebene der Ernährungspyramide finden sich Getreide und Getreideprodukte, Hülsenfrüchte sowie Kartoffeln. Getreideprodukte sind zusammen mit Obst und Gemüse sowie Nüssen eine gesunde Grundlage für eine pflanzenbasierte, nachhaltige Ernährung. Durch die in ihnen enthaltenen Kohlenhydrate sind sie darüber hinaus vielseitige Energielieferanten. Für eine ausgewogene Ernährung wird empfoh-

len, mindestens 50 % Kohlenhydrate zu verzehren. Das bedeutet: Vier Portionen Getreideprodukte am Tag sollten auf dem gesunden Ernährungsplan stehen. Das sind beispielsweise Brot, Nudeln und Haferflocken sowie Kartoffeln, Mais oder Reis.
Vor allem die Vollkornvarianten sind ballaststoffreich. Durch die löslichen und unlöslichen Bestandteile ihrer Fasern wirken die Ballaststoffe direkt stuhlregulierend. Oder sie entfalten etwas später ihre antientzündlichen Eigenschaften durch die Stoffe, die im Dickdarm durch die Darmbakterien gebildet werden (mehr dazu in den Kapiteln „Ballaststoffe – von wegen Ballast!" ab Seite 103 und „Das Mikrobiom mit Prä- und Probiotika unterstützen" ab Seite 135).
Vor allem Vollkornbrot, Vollkornnudeln, Haferflocken und Hülsenfrüchte enthalten besonders viele Ballaststoffe. Von der DGE wird für eine darmgesunde Ernährungsweise eine Zufuhr von mindestens 30 g Ballaststoffen am Tag empfohlen. Das klingt vielleicht viel, ist es aber nicht: Um diese Menge zu erreichen, genügt es, pro Tag z. B. eine Schüssel Haferflocken (ca. 4 Esslöffel), zwei Scheiben Vollkornbrot, eine mittelgroße Schüssel Heidelbeeren (ca. 150 g) und eine Handvoll Mandeln zu essen.
Wenn Sie nach dem Verzehr vom Getreide Beschwerden haben und sich näher mit dem Thema Gluten in Lebensmitteln beschäftigen möchten, lesen Sie das Kapitel „Glutenfrei bei Endometriose?" ab Seite 128.

EMPFEHLUNG ZU HÜLSENFRÜCHTEN, GETREIDE, BROT UND BEILAGEN:

4 Portionen täglich
Dabei ist 1 Portion …

- 1 bis 2 Scheiben Brot
  oder
- 2 Handvoll Nudeln, Reis, Kartoffeln, Hülsenfrüchte oder (Pseudo-)Getreide

Morgens z. B. ein Müsli mit Getreideflocken, vormittags ein belegtes Brot, mittags Kartoffeln als Beilage und abends eine Quinoa-Bowl – macht schon 4 Portionen!

Milch und Milchprodukte

Milchprodukte sind eine wertvolle Eiweißquelle für unseren Körper und stehen in der Ernährungspyramide, zusammen mit anderen tierischen Eiweißquellen, auf der Ebene 4. Sie sind als

gute Lieferanten für Kalzium, Vitamin D und Magnesium bekannt und nicht nur bei Endometriose ein wichtiger Bestandteil der täglichen Ernährung.
Bei Endometriose sind die fettarmen Milchprodukte als Teil einer ausgewogenen Ernährung am besten geeignet. Das in Milch enthaltene Kalzium ist wichtig für den Aufbau und den Erhalt von Knochen und Zähnen. Darüber hinaus spielt Kalzium auch eine Rolle bei der Muskelkontraktion, was besonders für Frauen mit Endometriose von Bedeutung ist. Kalzium ist nicht nur in Milchprodukten wie Milch, Joghurt und Käse enthalten, sondern auch im grünen Blattgemüse wie Grünkohl, Spinat oder Rucola sowie in Soja und Müsli. Auch in angereicherten pflanzlichen Milchersatzprodukten ist es oft enthalten.
Magnesium ist in viele enzymatische Reaktionen im Körper involviert. Es hat eine regulierende Funktion bei Blutdruckerhaltung, Herzrhythmus und Muskelkontraktion. Magnesium entspannt die Muskulatur und kann dadurch den schmerzhaften Krämpfen bei Endometriose entgegenwirken.
Die empfohlene tägliche Menge an Magnesium kann durch den Genuss von Milchprodukten, aber auch durch den Verzehr von Nüssen (insbesondere Mandeln und Cashews), Vollkornprodukten und grünem Blattgemüse sowie Hülsenfrüchten erreicht werden. In Studien wurde beobachtet, dass Frauen, die mindestens dreimal am Tag fettarme Milchprodukte (möglichst in Bioqualität) zu sich nahmen, ein geringeres Risiko hatten, an Endometriose zu erkranken.
Fettarme Milchprodukte (Milch, Joghurt) sind bei Endometriose am besten geeignet, weil sie eine reduzierte Menge an tierischen Fettsäuren enthalten. Auch fettarme Käsesorten wie Harzer Käse, Hüttenkäse oder Frischkäse sind gute proteinreiche Optionen, genauso wie Quark. Auch Sahne mit reduziertem Fettgehalt kann man anstatt von Vollfettsahne guten Gewissens verwenden.
Manchmal reagiert der Körper auf den Verzehr von Milchprodukten sehr empfindlich. Es kann durch den Milchzucker (Laktose) zu Magen-Darm-Beschwerden kommen. Das kann sich in einem schnell einsetzenden Durchfall oder in Blähungen nach einem Glas Milch äußern. Auch unspezifische Symptome wie Übelkeit, Kopfschmerzen oder Schwindel können nach dem Verzehr von Milchprodukten auftreten. Ein Verzicht auf die Milchprodukte ist hier trotzdem nicht notwendig. Heute gibt es zum Glück ganze Supermarktabteilungen voller laktosefreier Produkte.
Aufgrund des hohen Gehalts an tierischen Fetten, Histamin und Laktose sind nicht alle Milchprodukte bei Endometriose gleich bekömmlich. Wenn Sie Probleme beim Verzehr von Milchprodukten haben, erfahren Sie mehr zu diesen

Themen in den Kapiteln „Laktoseintoleranz" (ab Seite 121) und „Histaminintoleranz" (ab Seite 131).

EMPFEHLUNG ZU MILCH UND MILCHPRODUKTEN:

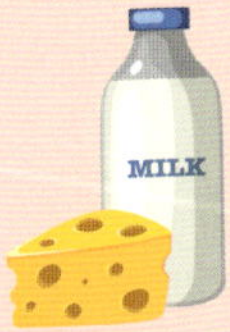

2 Portionen täglich

Dabei ist 1 Portion ...

- 1 Scheibe Käse
  oder
- 1 Glas Milch
  oder
- 1 Becher Joghurt

Ein Joghurt als Snack und abends ein Käsebrot – macht 2 Portionen.

Sonne als Medizin: Vitamin D

Das ebenfalls in Milchprodukten enthaltene Vitamin D ist eigentlich ein Hormon. Der Körper kann sich dieses wichtige Vitamin selbst herstellen. Dazu braucht er allerdings das Sonnenlicht, das er über die Haut aufnimmt. Mithilfe der Leber und der Nieren gewinnt der Körper anschließend die für ihn aktive Form des Vitamins.

Vitamin D ist ein fettlösliches Vitamin, das beispielsweise in der Regulierung des Kalzium- und Magnesiumspiegels für die Knochengesundheit sowie im Entzündungsgeschehen eine Rolle spielt. Ein Mangel an Vitamin D kann zur Entstehung chronischer Erkrankungen führen. Es wird vermutet, dass ein Vitamin-D-Mangel auch zur Entstehung von Endometriose beitragen kann.

Die Hauptversorgung mit Vitamin D ist zwar über die eigene Körperbildung gesichert (wenn die Haut ausreichend, aber aufgrund der Sonnenbrandgefahr maßvoll der Sonne ausgesetzt wird), aber Sie können einen kleinen Teil Ihres Bedarfs (10 bis 20 %) auch über die Nahrung decken.

Vitamin D findet sich in Milchprodukten wie z. B. Emmentaler, in fettreichen Fischen wie Hering, Forelle oder Lachs sowie in Eiern.

Es ist zwar besser, das Vitamin im Körper aus Sonnenlicht selbst herzustellen statt in Tablettenform einzunehmen. Es gibt jedoch Risikogruppen, für die eine Supplementierung sinnvoll ist. Und zwar immer dann, wenn ein Vitamin-D-Mangel festgestellt wurde (idealerweise durch eine Blutuntersuchung). Dazu gehören Menschen, die an chronischen Nieren-, Leber- oder Darmerkrankungen leiden. Weitere Risikogruppen bilden ältere, in ihren Bewegungen eingeschränkte oder pflegebedürftige Menschen.

Fleisch bei Endometriose?

Bei einem hohen Verzehr von rotem Fleisch – mehr als zwei Portionen pro Tag – steigt das Risiko, an Endometriose zu erkranken. Geflügel, Fisch, Meeresfrüchte oder Eier stellen dagegen kein erhöhtes Risiko für die Entstehung der Endometriose dar.

Wie Sie im Kapitel „Grundlagen" erfahren haben, ist die Endometriose eine chronisch-entzündliche, östrogenabhängige Erkrankung. Viele Lebensmittel enthalten Stoffe, die Entzündungen fördern können. Problematisch sind in diesem Zusammenhang die sogenannten Prostaglandine. Prostaglandine sind Gewebshormone, die verantwortlich sind für Schmerzregulierung und Blutgerinnung sowie für die Muskelkontraktionen. Sie unterstützen Ihren Körper auch dabei, während der Menstruation die notwendige Menge an Gebärmutterschleimhaut abzustoßen.

Manche Prostaglandine werden aus Omega-3-Fettsäuren gebildet und wirken primär antiinflammatorisch, also gegen Entzündungen. Die Prostaglandine jedoch, die im Körper inflammatorisch wirken, werden aus Omega-6-Fettsäuren gebildet. Zu ihnen zählt z. B. die Arachidonsäure. Vor allem tierische Produkte sind reich an Arachidonsäure. Innereien wie Leber und Niere, fettiges Fleisch oder Wurstwaren und Nahrungsfette wie z. B. Schweineschmalz enthalten viel davon, ebenso Eier, vor allem das Eigelb. In geringen Mengen findet sich Arachidonsäure auch in fettem Fisch.

Einige pflanzliche Öle enthalten die Vorstufe der Arachidonsäure, die Linolsäure (auch eine Omega-6-Fettsäure). Diese kann im Körper in Arachidonsäure umgewandelt werden. Die Umwandlungsrate ist allerdings relativ gering.

Die Arachidonsäure kann in unserem Körper durchaus positive Funktionen haben. Grundsätzlich aber wirkt sie schmerz- und krampfauslösend und kann Entzündungen entfachten. Deswegen ist ein übermäßiger Verzehr von fettigen Wurstwaren und durchwachsenem Fleisch bei Endometriose nicht empfehlenswert.

Histamin – Freund oder Feind?

Histamin ist ein körpereigenes Gewebshormon und ein Botenstoff. Es wird auf natürliche Weise im Körper gebildet und ist an der Entstehung von Entzündungs- und Schmerzprozessen beteiligt. Aber so wie die Prostaglandine ist auch das Histamin nicht (nur) unser Feind. Als ein natürlicher Botenstoff hilft das Histamin unserem Immunsystem, seine Aufgaben zu erledigen, es regt den Appetit

an und als Neurotransmitter reguliert es unseren Wach-Schlaf-Rhythmus. Auch sorgt es dafür, dass wir uns schneller Sachen merken können.
Histamin ist in fast allen Lebensmitteln enthalten. Bei Fermentierungs- oder Reifungsprozessen wird es vermehrt produziert. Deswegen haben z. B. Hartkäse und Rotwein oder auch Sauerkraut einen recht hohen Histaminanteil. Auch Wurstwaren enthalten viel Histamin.
Bei Endometriose kommt es zu einer Überproduktion von Histamin im Körper. Das kann Schmerzen, Entzündungen und Beschwerden, die durch Endobelly auftreten, verschlimmern. Es ist deswegen empfehlenswert, Lebensmittel mit sehr hohem Histamingehalt zu meiden. Manchmal hilft allein das schon.
Wichtig ist aber: Um eine Fehl- und Mangelernährung zu vermeiden, sollten Sie die Umstellung auf eine histaminarme Ernährung möglichst unter Aufsicht einer qualifizierten Ernährungsfachkraft machen. Denn Histamin ist auch in vielen (gesunden) Lebensmitteln enthalten wie Tomaten, Sauerkraut, fermentiertem Gemüse oder auch Sojaprodukten.
Wenn Sie das Gefühl haben, dass sich Ihre Beschwerden nach dem Verzehr von histaminreichen Lebensmitteln verschlimmern, lesen Sie gern das Kapitel „Histaminintoleranz“ (ab Seite 131). Hier erfahren Sie detailliert, was Histaminintoleranz ist, was Sie zur Linderung der Beschwerden selbst machen können und wann es an der Zeit ist, sich Unterstützung zu holen.

EMPFEHLUNG ZU FLEISCH, WURST, FISCH UND EI:

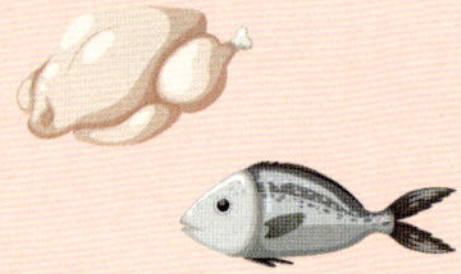

Pro Woche

- 1 Portion Wurst (60 g) und
- 1 Ei (60 g) und
- 2 - 3 Portionen Fisch bzw. Fleisch (à 120 g).

Insgesamt sollten Sie aber nicht mehr als 300 g Fleisch- und Wurstprodukte pro Woche verzehren.

Kein Fleisch mehr und nun? Iss mehr Fisch!

Lebensmittelbestandteile wie die Omega-3-Fettsäuren unterstützen den Körper aktiv bei der Bekämpfung von Schmerzen und Entzündungen. Diese Fettsäuren kommen vor allem in fettreichen Fischarten vor. Zudem ist Fisch eine ausgezeichnete Eiweißquelle und ein guter Lieferant von Vitamin D und Selen. Die Deutsche Gesellschaft für Ernährung (DGE) empfiehlt, zweimal wöchentlich Fisch zu verzehren. Fisch wird im Rahmen einer gesunden, antientzündlichen Ernährung besonders empfohlen.

Öle und Fette

Je höher wir auf der Ernährungspyramide voranschreiten, desto enger wird es. Auf die Ebene 5 passen nicht mehr viele Lebensmittel nebeneinander. Es sind die pflanzlichen Öle, die tierischen Fette (wie beispielsweise Butter) sowie die ölhaltigen Nüsse. Nicht nur die Menge ist auf dieser Ebene wichtig, sondern vor allem die Qualität. Denn eine antientzündliche Ernährungsweise mit guten Fetten kann Schmerzen reduzieren und die Entzündungen hemmen.

Zusammen mit Kohlenhydraten und Proteinen gehört Fett zu den Hauptnahrungsbausteinen. Die Ernährungsgesellschaften empfehlen, bis zu 30 % der täglichen Energie in Form von Fett zu sich zu nehmen. Fett erfüllt in unserem Körper sehr wichtige Funktionen. Es liefert vor allem die für den Alltag nötige Energie. Außerdem könnten wir ohne Fett die fettlöslichen Vitamine nicht aufnehmen. Auch der Einbau von sogenannten essenziellen, lebenswichtigen Fettsäuren geriete ohne Fett ins Schleudern. In der kalten Jahreszeit bietet uns das Fett eine warme Schutzschicht gegen die Kälte und es schützt auch empfindliche innere Organe wie beispielsweise die Nieren.

Fett setzt sich – vereinfacht gesagt – aus zwei Bausteinen zusammen. Es ist eine chemische Verbindung aus Glycerin (eine Art Zuckeralkohol) und einem zweiten Baustein, der aus drei Fettsäuren besteht. Jede Fettart enthält unterschiedliche Fettsäuren. Die chemische Zusammensetzung der Fettsäuren bestimmt, ob sie inflammatorische (entzündungsfördernde) oder antiinflammatorische (entzündungshemmende) Eigenschaften im Körper entfalten.

Es gibt gesättigte und ungesättigte Fettsäuren. Die gesättigten Fettsäuren liegen bedingt durch ihre gerade Struktur dicht beieinander und sind deswegen bei Zimmertemperatur fest. Zu dieser Gruppe gehören z. B. Butter, Speck oder Kokosfett. Fette, die aus ungesättigten Fettsäuren bestehen, haben einen kleinen „Knick“ in der Struktur. Dadurch liegen die Stränge in den Fetten nicht so dicht beisammen. Diese Fette sind bei Zimmertemperatur flüssig. Hierzu gehören vor allem die pflanzlichen Öle.

Fette mit gesättigten Fettsäuren werden bei übermäßigem Verzehr in Verbin-

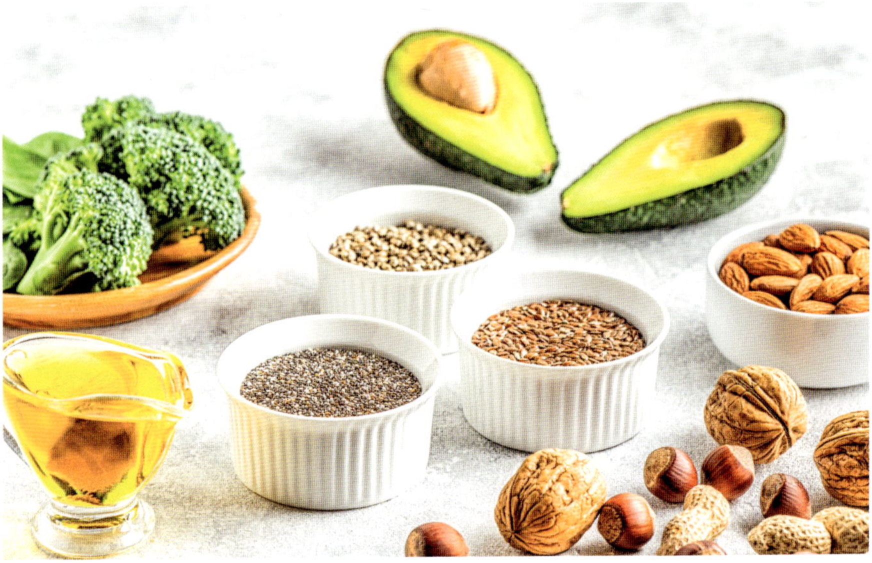

dung mit chronischen Entzündungen gebracht. Lebensmittel mit gesättigten Fettsäuren sollten deshalb nur sparsam genossen werden. Das sind vor allem Fleischprodukte und Butter. Auch in pflanzlichen Fetten wie Palmöl und Kokosfett sind gesättigte Fettsäuren enthalten. Um unsere Fette mit antiinflammatorischen Eigenschaften zu finden, müssen wir also noch weitergehen. Schauen wir uns die ungesättigten Fettsäuren einmal genauer an.

Ungesättigte Fettsäuren werden weiter in einfach ungesättigte Fettsäuren und mehrfach ungesättigte Fettsäuren unterteilt.

Einfach ungesättigte Fettsäuren finden sich beispielsweise in Olivenöl, Rapsöl, Nüssen oder auch in Milch. Sie haben positive Eigenschaften für unsere Gesundheit, da sie antioxidativ und entzündungshemmend wirken. Diese Fettsäuren sind nicht essenziell. Der Körper kann sie also selbst herstellen, sie müssen nicht durch die Nahrung aufgenommen werden.

Die zweite Gruppe der ungesättigten Fettsäuren sind die sogenannten mehrfach ungesättigten Fettsäuren (PUFA). Das sind die wertvollen gesunden Fettsäuren. Die PUFAs kann der Körper nicht selbst herstellen, diese sind also essenziell und müssen mit der Nahrung aufgenommen werden. Die wichtigsten Vertreter sind die Omega-3-Fettsäuren und die Omega-6-Fettsäuren.

Omega-3-Fettsäuren haben viele positiven Eigenschaften. Sie unterstützen den Körper u. a. dabei, Entzündungen und Schmerzen zu bekämpfen. In Studien wurde nachgewiesen, dass eine erhöhte Aufnahme von Omega-3-Fettsäuren das Risiko, an Endometriose zu erkranken, reduziert.

Die wichtigsten Omega-3-Fettsäuren sind die Eicosapentaensäure (EPA) und die Docosahexaensäure (DHA). Fettreiche Fischarten wie Lachs, Makrele oder Hering sind sehr gute Quellen für diese marinen Fettsäuren. Die DGE empfiehlt, 2-mal pro Woche Fisch zu essen, um die notwendigen Mengen dieser Omega-3-Fettsäuren aufzunehmen.

Die pflanzliche Alternative der Omega-3-Fettsäuren ist die Alpha-Linolensäure (ALA). Sie kommt ausschließlich in Nüssen und Samen wie beispielsweise Chiasamen, Leinsamen sowie Walnüssen oder in hochwertig hergestelltem Leinöl, Rapsöl oder Walnussöl vor. Eine tägliche Aufnahme von 0,5 bis 2 g ALA (ein Esslöffel) wird für Erwachsene empfohlen.

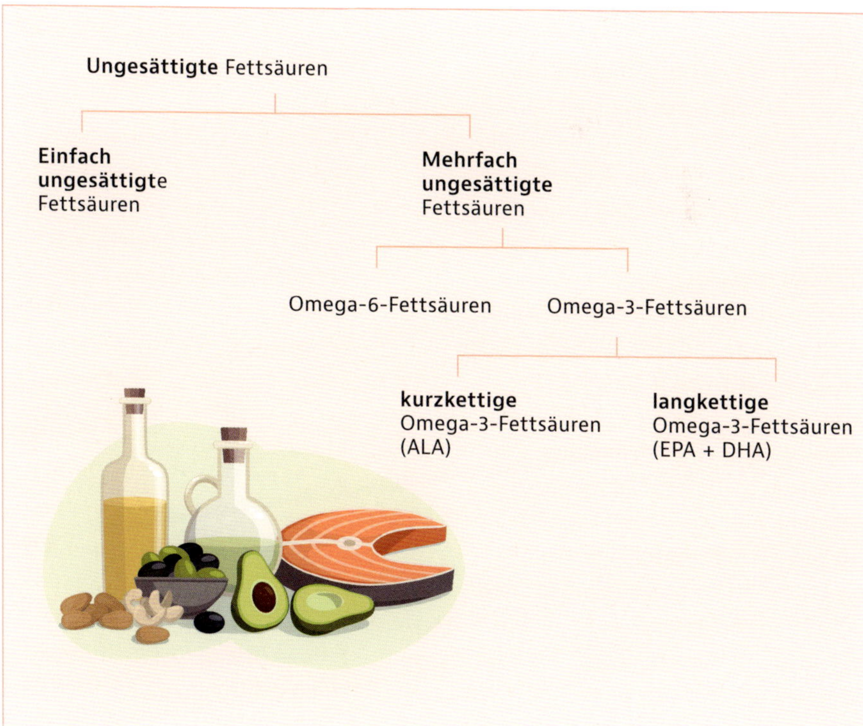

Unser Körper wandelt ALA zu EPA und DHA um.

Die Omega-6-Fettsäuren (z. B. die Arachidonsäure) sind die Gegenspieler der Omega-3-Fettsäuren. Diese Fettsäuren sind an der Schmerzentstehung und der Blutgerinnung beteiligt. Arachidonsäure ist beispielsweise an der Produktion von entzündungsfördernden Prostaglandinen beteiligt. Mehr zu diesem Thema finden Sie im Kapitel „Fleisch bei Endometriose?" ab Seite 109.

Da aber unser Körper für eine gesunde Abwehr bei Fieber, Infekten oder anderen Krankheiten eine ausgewogene Mischung von entzündungshemmenden und entzündungsfördernden Stoffen braucht, ist ein ausgewogenes Verhältnis zwischen Omega-6- zu Omega-3-Fettsäuren sehr wichtig. Die Deutsche Gesellschaft für Ernährung (DGE) empfiehlt ein Verhältnis Omega-6 zu Omega-3 von maximal 5 zu 1.

Bei den pflanzlichen Ölen weisen beispielsweise Rapsöl (2:1), Walnussöl (5:1) und Sojaöl (7:1) sowie Olivenöl (8:1) ein gutes Fettsäureverhältnis auf. Dieses Verhältnis ist bei Sonnenblumenöl nicht so günstig. Dafür enthält dieses Öl viel Vitamin E und schon zwei Esslöffel am Tag können die empfohlene Menge eines Erwachsenen an Vitamin E decken. Ein sehr guter Lieferant von Omega-3-Fettsäuren ist das Leinöl (1:4).

Dieses ist im Vergleich zu anderen Ölen sehr empfindlich und sollte dunkel, kalt und gut verschlossen gelagert werden. Darüber hinaus darf es nicht erhitzt werden. Da die Öle alle verschieden sind, ist Abwechslung und Vielfalt bei der Nutzung der Öle in der Küche zu empfehlen.

EMPFEHLUNG ZU ÖLEN UND FETTEN:

2 Portionen täglich

Dabei ist 1 Portion ...

- 1 EL hochwertiges Pflanzenöl mit ALA (Leinöl, Walnussöl, Rapsöl) für die kalte Küche bzw. 1 EL Rapsöl für die warme Küche
  oder
- 1 EL Butter und Margarine
  oder
- 20 bis 30 g Mandeln/Baumnüsse, Haselnüsse (ungesalzen)

Für EPA/DHA sollte zudem zweimal wöchentlich fetter Fisch auf Ihrem Speiseplan stehen (siehe auch Kasten S. 110).

Beim Einkauf der Öle sollte man auf Bioqualität – wie möglichst bei allen Lebensmitteln bei Endometriose – achten. Am besten sind kalt gepresste, native Öle. Durch Erhitzen, Braten und Frittieren gehen wertvolle Inhaltsstoffe verloren. Darüber hinaus sind sie lichtempfindlich und ihre chemischen Verbindungen mögen keinen Sauerstoff, sonst werden sie schnell ranzig. Deswegen sollten vor allem die nativen Öle luftdicht und dunkel aufbewahrt werden.

„Omega 3" als Nahrungsmittelergänzung: Ja oder nein?

Genauso wie bei Vitamin D ist es besser, wenn Sie versuchen, die essenziellen Fettsäuren in ausreichender Menge über natürliche Lebensmittel zu sich zu nehmen, anstatt sie in Form von Nahrungsmittelergänzungen (Kapsel, angereichertem Öl) einzunehmen. Wenn Sie sich allerdings für Omega-3-Kapseln entscheiden, ist es wichtig, auf den Gehalt an EPA und DHA pro Kapsel zu achten.

Für alle, die sich entweder vegan ernähren oder keinen Fisch essen möchten, eignet sich das Omega-3-Algenöl. Diese „vegane" Variante wird aus der Mikroalge Schizochytrium gewonnen. Es kann sinnvoll sein, einen Arzt oder eine Ernährungsberaterin zu konsultieren, um zu Beginn die passende Dosierung und Zusammensetzung bei der Supplementierung zu finden.

Süßigkeiten, Fast Food und zuckerhaltige Getränke

An der Spitze der Ernährungspyramide stehen die Lebensmittel, die zwar vielen Menschen besonders gut schmecken, aber sehr viel Zucker, Salz und/oder Fett und nur wenige Nährstoffe enthalten. Ihr übermäßiger Verzehr führt zu Übergewicht und anderen Zivilisationskrankheiten. Deswegen sollten sie nur in geringen Mengen und selten konsumiert werden.

Der übermäßige Konsum an raffiniertem Zucker stört auch das Mikrobiom (Darmflora), fördert Entzündungen und kann die Entstehung von chronisch-entzündlichen Erkrankungen begünstigen. Daher ist es empfehlenswert, den Konsum von Süßigkeiten, Kuchen, süßen Getränken und Weißmehlprodukten zu begrenzen. Maximal 25 g an Süßigkeiten ist am Tag „erlaubt".

Aber nicht nur der Zucker ist an der Spitze der Ernährungspyramide unser Problem, sondern auch die sogenannten Transfette. Diese verstecken sich insbesondere in industriell verarbeiteten Lebensmitteln, Fast Food und Frittiertem.

Die ungesunden Transfettsäuren, die die Bausteine der Transfette sind, gehören zu den ungesättigten Fettsäuren. Sie bilden eine Ausnahme unter den ungesättigten Fettsäuren. Während die meisten ungesättigten Fettsäuren gesundheitsfördernde Wirkung haben, können die Transfettsäuren das Risiko für Herz-Kreislauf-Erkrankungen erhöhen, indem sie den Cholesterinspiegel im Blut negativ beeinflussen. Deshalb empfehlen Gesundheitsexperten, den Konsum von Lebensmitteln mit Transfetten zu minimieren.

Transfette finden sich auch in natürlicher Form in Lebensmitteln, beispielsweise in rotem Fleisch der Wiederkäuer oder in deren Milch. Diese Transfette unterscheiden sich jedoch von industriell hergestellten Transfettsäuren in ihrer Struktur und in ihrer biologischen Wirkung.

Die meisten Transfettsäuren entstehen durch einen industriellen Prozess, bei dem Öle gehärtet werden. Dadurch wird sowohl die Haltbarkeit von Lebensmitteln verlängert als auch ihre Struktur verbessert.

Weiterhin entstehen diese Fettsäuren auch durch das wiederholte starke Erhitzen vom Frittierfett. Viele Transfettsäuren kommen also vor allem in industriell verarbeiteten Lebensmitteln, Fertigprodukten und Fast Food vor. Die DGE empfiehlt eine maximale tägliche Zufuhr von 2 g Transfettsäuren, um die gesundheitlichen Risiken eines übermäßigen Konsums zu minimieren. In einer Tüte Pommes Frites stecken jedoch bereits fast 3 g und in einer Portion Kartoffelchips oder manchen Backwaren bis zu 4 g dieser ungesunden Fettsäuren drin.

Den Konsum von Transfettsäuren minimieren

Die Transfettsäuren wirken entzündungsfördernd, haben Einfluss auf das Immunsystem und können zur Entstehung chronischer Krankheiten beitragen. Daraus lässt sich ableiten, dass eine Ernährung mit vielen Transfetten den Verlauf der Endometriose oder auch das Wachstum von Endometriose-Herden negativ beeinflussen kann. Aus diesem Grund sollten Fast Food, industriell gefertigte Lebensmittel & Co. im Rahmen Ihrer antientzündlichen Ernährungsweise grundsätzlich keinen festen Platz einnehmen. Am besten ist es, wenn Sie selbst backen, kochen oder sich gesunde Snacks zubereiten. So wissen Sie genau, welche Zutaten auf Ihren Teller kommen. Leckere Rezepte dazu finden Sie ab Seite 140.

Übergewicht

Übergewicht beeinflusst den Hormonhaushalt und kann dadurch ebenfalls zu Schmerzen führen. Das Fettgewebe im Bauch produziert entzündungsfördernde Substanzen, die die Beschwerden verstärken können. Eine Gewichtsreduktion bei Übergewicht ist deswegen ein guter Weg, nicht nur um sich besser zu fühlen, sondern auch um die Beschwerden bei Endometriose zu reduzieren. Versuchen Sie deshalb, die ungesunden Extras so selten wie möglich zu naschen. Maximal eine Portion am Tag ist in Ordnung. Also maximal eine Portion Schokolade oder Gummibärchen oder Kuchen oder Kekse oder süße Aufstriche oder herzhafte Knabbereien oder zuckerhaltige Softdrinks. Auch alkoholische Getränke zählen dazu.

Ernährungs- und Bewegungstagebuch

Die Endometriose geht sehr häufig mit zusätzlichen Beschwerden wie beispielsweise Magen-Darm-Problemen, Blähbauch (Endobelly), Übelkeit, Erbrechen, Hautproblemen oder auch starken Stimmungsschwankungen einher. Um herauszufinden, ob Ihre Beschwerden eventuell mit der Ernährung zu tun haben könnten, können Sie ein Ernährungs- und Bewegungstagebuch führen (eine Vorlage dazu finden Sie in der hinteren Buchklappe). Das systematische Aufschreiben aller konsumierten Nahrungsmittel und Getränke im zeitlichen Zusammenhang mit den Beschwerden können Ihnen dabei helfen, mögliche Zusammenhänge zu entdecken.
Beim Aufbau eines Ernährungs- und Bewegungstagebuchs ist es wichtig, dass Sie das Datum und die Uhrzeit, zu der die Mahlzeiten und Getränke eingenommen wurden, notieren. Auch die Mengen der Lebensmittel und Getränke sind zu dokumentieren. Das Aufschreiben der Zubereitungsarten (beispielsweise „paniert") kann Ihnen dabei helfen zu entdecken, welche Lebensmittel Sie wirklich nicht vertragen und wo vielleicht nur die Panade das Problem darstellt.

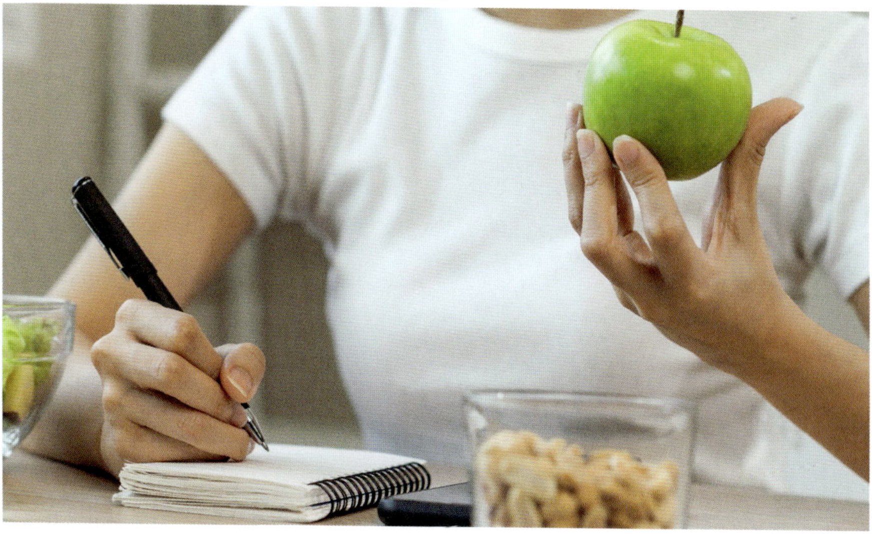

Beschwerden wie Verdauungsprobleme, Müdigkeit, Magenschmerzen oder Blähbauch sollten Sie unter Angabe der Uhrzeit ihres Auftretens und ihrer Intensität notieren. Sie essen zu Mittag Spaghetti und bekommen am Nachmittag Bauchschmerzen, aber nur, wenn eine Prüfung ansteht? Zusätzliche Faktoren wie Stresslevel, Schlafqualität und körperliche Aktivitäten sollten ebenfalls dokumentiert werden.

Das Ernährungs- und Bewegungstagebuch soll motivierend wirken. Es soll dazu anregen, die eigenen Essgewohnheiten so zu optimieren, dass Sie im Idealfall weniger Beschwerden haben.

Manchmal ist es aber trotz aller Sorgfalt schwierig, das Ernährungstagebuch zu deuten. Vielleicht haben Sie auch das Gefühl, dass Sie aufgrund Ihrer Beschwerden eine spezielle Diät brauchen? Dann ist es an der Zeit, fachliche Unterstützung zu suchen. Das kann die Ernährungsfachkraft Ihrer Wahl sein, aber auch Medizinerinnen mit ernährungsmedizinischer Ausbildung oder Diätassistenten, die sich auf Endometriose spezialisiert haben.

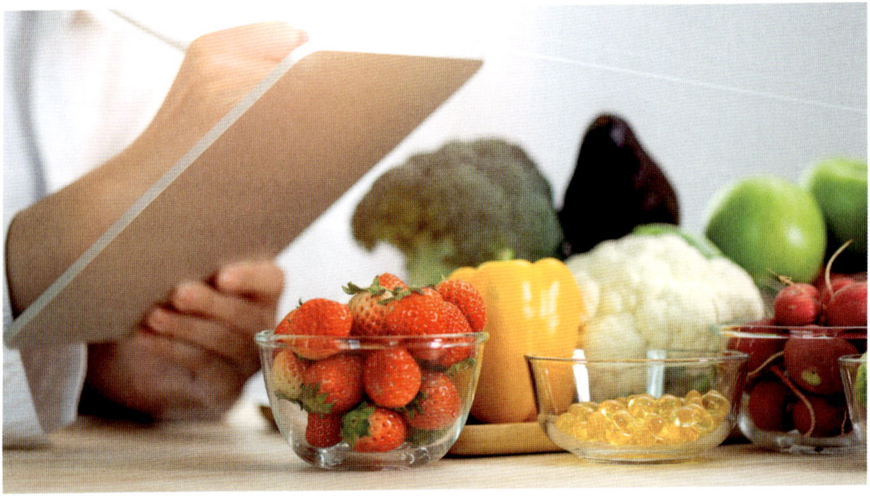

REIZDARMSYNDROM UND UNVERTRÄGLICHKEITEN

Wenn ein gereizter Darm oder bestimmte Unverträglichkeiten mit Endometriose zusammenkommen, können sich die Symptome verschlechtern. Doch das Gute ist: Es gibt bestimmte Diäten, um dem entgegenzuwirken.

Das Reizdarmsyndrom ist in Deutschland (und weltweit) sehr verbreitet. In Deutschland lebt jeder Zehnte mit diesem Leiden. Frauen sind doppelt so häufig betroffen wie Männer. Reizdarm äußert sich beispielsweise durch Probleme beim Stuhlgang: Lästiger Durchfall im Wechsel mit Verstopfung ist hier keine Seltenheit. Häufig kommen Blähungen, Bauchkrämpfe oder Übelkeit dazu. Die Ursachen dieser „Erkrankung" sind noch nicht endgültig geklärt, aber bestimmte Medikamente, Stress und Mangelernährung, eine gestörte Darmflora oder auch Endometriose scheinen eine Rolle zu spielen. In der Tat haben Frauen mit Endometriose ein 3-fach erhöhtes Risiko, am Reizdarmsyndrom (RDS) zu erkranken. Es handelt sich bei RDS genauso wie bei Endometriose um eine chronisch-entzündliche Erkrankung. Die Zusammenhänge zwischen beiden Erkrankungen sind nicht von der Hand zu weisen. So klagten in einer Studie Patientinnen mit RDS, die gleichzeitig unter Endometriose litten, über stärkere Menstruationsschmerzen als RDS-Patientinnen ohne Endometriose. Das RDS der Endometriose-Betroffenen ist zudem auch vom Zyklus abhängig. So berichten Patientinnen gegenüber Therapeutinnen oft über eine Verschlechterung der Symptome während und/oder kurz vor der Periode.

Die gute Nachricht ist: Es gibt bestimmte Diäten, mit denen sich das RDS und die daraus entstehenden Beschwerden sehr gut behandeln lassen. Eine davon, über die besonders häufig gesprochen wird, ist die sogenannte FODMAP-Diät, sie hat in Studien auch bei RDS-Betroffenen mit Endometriose Wirkung gezeigt. (Alles Wichtige zu dieser speziellen Ernährung finden Sie im Kapitel „FODMAP-Ernährung bei Reizdarm (und Endometriose)" ab Seite 126.)

Wenn Sie unter Magen-Darm-Beschwerden bei Endometriose leiden, ist sicherlich auch eine Beschäftigung mit einer glutenreduzierten und/oder einer hista-

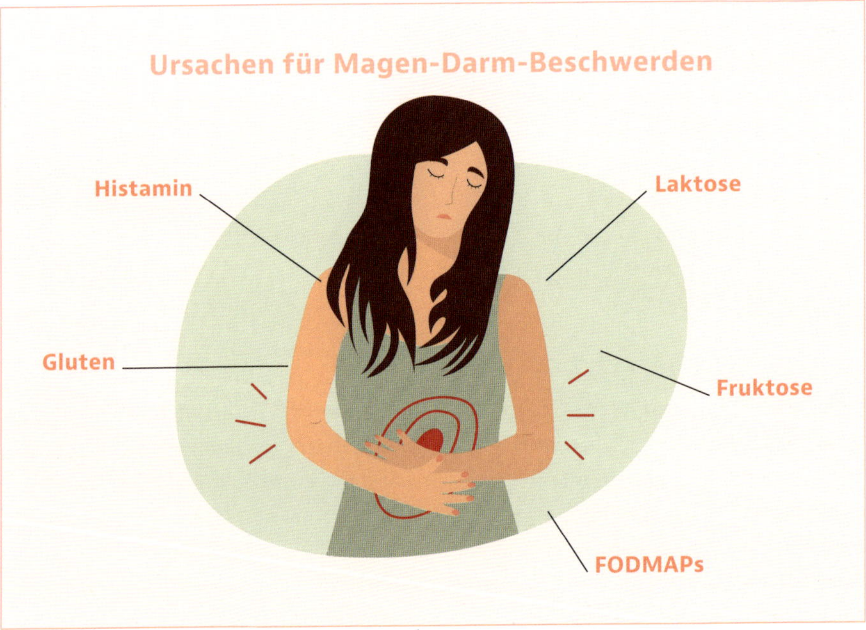

minarmen Ernährungsweise sinnvoll (siehe das Kapitel „Glutenfrei bei Endometriose?“ ab Seite 128 und das Kapitel „Histaminintoleranz“ ab Seite 131). Bevor Sie allerdings damit anfangen, bestimmte Diäten und Ernährungsweisen auszuprobieren, ist es wichtig, alle anderen Ursachen für die Beschwerden abzuklären und auszuschließen.

Das Reizdarmsyndrom als Ausschlussdiagnose

Hinter den zahlreichen Symptomen des RDS können auch andere Ursachen liegen. So weisen beispielsweise andere chronisch-entzündliche Erkrankungen wie Morbus Crohn oder Colitis ulcerosa ähnliche Symptome auf. Diese Krankheiten haben einen anderen Ursprung als RDS und können relativ sicher diagnostiziert werden. Sie bedürfen dann auch einer anderen Behandlung. So sind diese Erkrankungen (nur) mit medikamentöser Einstellung gut in den Griff zu bekommen. Selbstverständlich spielt auch die Ernährung eine wichtige unterstützende Rolle. Aber die besten Erfolge bei der Linderung der Symptome sind bei einer Kombination von medikamentöser Behandlung und richtiger Ernährung zu erwarten. Deswegen ist sehr wichtig: Bevor Sie mit einer Ernährungsumstellung anfangen, lassen Sie von einer Ärztin oder einem Arzt unbedingt Ihre Symptome abklären. Das heißt, es müssen andere Krankheiten mit ähnlichen Symptomen ausgeschlossen werden. Das sind beispielsweise hartnäckige wiederkehrende Infekte, Nahrungsmittelunverträglichkeiten und -allergien, Zöliakie sowie Fehlbesiedlungen des Darms genauso wie chronisch-entzündliche Darmerkrankungen. Eine sehr wichtige Untersuchung zum Ausschluss von Tumoren im Darm ist die Darmspiegelung. Wenn diese Untersuchungen keine Diagnose ergeben, aber die Darmstörungen mit den beschriebenen Symptomen weiter andauern, wird ein Reizdarmsyndrom diagnostiziert. Das Reizdarmsyndrom ist also eine Ausschlussdiagnose, sie wird erst gestellt, wenn alle anderen Ursachen ausgeschlossen wurden. Dann kann man sich für eine passende Ernährungsweise entscheiden und anschließend beruhigt – da nichts Ernsteres dahintersteckt – auf die Linderung der Symptome warten.

Laktoseintoleranz

Laktoseintoleranz (Milchzuckerunverträglichkeit) kommt bei Endometriose-Betroffenen sehr häufig vor und ist auch mit dem RDS vergesellschaftet. Laut Bundeszentrale für Ernährung sind bis zu 15 % der Bevölkerung in Europa laktoseintolerant. Das ist bereits relativ viel, aber wenn wir nach Ostasien oder Afrika schauen, finden wir eine Population, in der nur einer von zehn Erwachsenen Milch verträgt. Kommt Laktoseintoleranz vielleicht auch bei gesunden Erwachsenen häufiger vor, als man denkt?

Eine Laktoseintoleranz entsteht durch einen Enzymmangel. Das Enzym Laktase spaltet im gesunden Darm den zweifachen Milchzucker (Laktose) in zwei einfache Zuckermoleküle: die Galaktose und die Glukose. Diese werden anschließend im Dünndarm ins Blut transportiert. Aufgrund von Krankheiten wie Reizdarm oder anderen negativen Einflüssen funktioniert diese Spaltung nicht, da keine oder wenig Laktase zur Verfügung steht. So landet die ungespaltene Laktose im Dickdarm und wird dort von Darmbakterien vergoren. Das führt zu den Symptomen und Beschwerden, die mit der Laktoseintoleranz einhergehen, wie Völlegefühl, Bauchschmerzen, Blähungen oder Übelkeit. Darüber hinaus ist die Laktose osmotisch aktiv, d. h., sie reißt das Wasser im Dickdarm mit und verursacht damit einen Wassereinstrom. Daraus resultiert der häufige typische Durchfall bei Laktoseintoleranz.

Wenn es gelegentlich nach einem etwas größeren Joghurt-Eisbechers zu Bauchbeschwerden kommt, ist das völlig normal. Die Probleme sind auf einen Mangel von Laktose bei der Verdauung von Milchprodukten zurückzuführen, was übrigens weltweit der häufigste Enzymmangel bei Erwachsenen ist. Es handelt sich um die sogenannte primäre (adulte) Laktoseintoleranz. Die meisten Menschen mit einer primären Laktoseintoleranz vertragen trotzdem etwas Milchzucker (etwa 12 g Milchzucker, das entspricht etwa einem Glas Milch täglich), ohne dabei Beschwerden zu entwickeln. Also haben Sie keine Bedenken, wenn Sie Milchprodukte ab und zu in kleinen Mengen genießen. Eine kleine Portion des Lieblingsjoghurteises ist bei Beschwerdefreiheit einmal täglich in Ordnung.

Es kann aber sein, dass es durch andere Faktoren, beispielsweise Entzündungen im Magen-Darm-Trakt wie bei Reizdarm oder bei Endometriose, durch Mangelernährung oder durch einen erhöhten Alkoholkonsum zu einem zusätzlichen Laktasemangel kommt. Dann handelt es sich um eine sogenannte sekundäre Laktoseintoleranz, der immer eine zusätzliche Störung oder Krankheit zugrundliegt.

Bei dieser Konstellation ist es empfehlenswert, laktosehaltige Produkte zu minimieren oder gar zu meiden. Wenn Sie sich nicht sicher sind, ob Ihre Beschwerden wirklich von der Laktose kommen, versuchen Sie einmal eine Laktosefrei-Diät zu halten. Besonders gut geeignet sind dabei laktosefreie Joghurts, laktosefreie Milch oder laktosefreier Käse. Oder probieren Sie sich einfach durch die verschiedenen veganen Alternativen wie Soja-, Mandel-, Hafer- oder Reismilch. Auch Hartkäse wie Cheddar, Emmentaler oder Gouda sind praktisch laktosefrei. Vorsicht ist bei verarbeiteten Lebensmitteln geboten. In vielen Backwaren, Fertigprodukten und auch in Schokolade kann Milch enthalten sein. Frisches Obst und Gemüse, Getreide, Kartoffeln, Reis sowie frisches, unverarbeitetes Fleisch oder Fisch sind laktosefrei. Wenn sich die Symptome gebessert haben, können Sie die laktosefreie oder laktosearme Ernährung in Ihren Alltag integrieren.

Da Milchprodukte wichtige Lieferanten von hochwertigem Eiweiß und antientzündlichen Stoffen wie Kalzium oder Magnesium sind, ist es wichtig, sie nicht einfach nur aus der Ernährung auszusortieren. Vielmehr sollte es um einen Austausch gegen die laktosefreien Milchprodukte oder die veganen Alternativen gehen. Wenn Ihnen die Gestaltung oder Durchführung der laktosefreien Diät noch schwerfällt oder Sie sich nicht ganz sicher sind, ob überhaupt eine Laktoseintoleranz vorliegt, ist es ratsam, eine erfahrene Ernährungsfachkraft oder einen Arzt zu konsultieren. So können Sie am besten die geeignete Diagnostik, Behandlung und Diät für Ihre Beschwerden finden.

Ein Hinweis noch: Viele Medikamente enthalten als Trägerstoff Laktose, beispielsweise viele Pillen. Daher muss man hier ebenfalls auf laktosefreie Präparate achten, sonst können auch bei diesen geringen Mengen bereits Beschwerden auftreten. Ärztinnen und Apotheker kennen die geeigneten Präparate.

Fruktoseintoleranz

Eine weitere häufig auftretende Lebensmittelunverträglichkeit ist die Fruktoseintoleranz (Fruchtzuckerunverträglichkeit). Genaue Angaben zu der Prävalenz gibt es nicht, aber die Dunkelziffer besagt, dass 35 bis 60 % der Einwohner Europas eine Fruktoseintoleranz haben. Wobei sich jedoch nur bei jedem zweiten Erwachsenen die Symptome manifestieren.

Es gibt mehrere Varianten dieser Störung, bei der durch den Verzehr von fruktosehaltigen Speisen Beschwerden entstehen. Eine sehr verbreitete Variante der Fruktoseunverträglichkeit ist die intestinale Fruktoseintoleranz, oder Fruktosemalabsorption genannt. Bei dieser Unverträglichkeit hat der Darm (Intestinum) Schwierigkeiten, die Fruktose aufzunehmen, was zu Beschwerden führen kann.

Die Fruktose ist ein Einfachzucker. Durch seine einfache chemische Struktur muss er im Dünndarm nicht mehr gespalten werden, wie z. B. die Laktose. Sie wird im Dünndarm über ein eigenes System (GLUT 5 und GLUT 2) direkt in die Blutbahn transportiert und gelangt dann in die Leber, wo sie zur Energiegewinnung verwendet wird. Und sie hat die Möglichkeit, sich im Dünndarm an die Glukose und einige Aminosäuren „anzuhängen", und kann so passiv in die Blutbahn mitgeschleust werden.

Durch Entzündungen im Darm können Störungen entstehen, die die Aufnahmekapazität von Fruktose im Dünndarm begrenzen oder die Transportwege behindern. Dann kann die Fruktose nicht mehr in die Blutbahn gelangen. Sie landet schließlich im Dickdarm, wo sie nichts zu suchen hat. Die Darmbakterien tun aber trotzdem ihre Arbeit und verwandeln die Fruktose in bestimmte übel riechende Fettsäuren und Gase. Das führt zu Übelkeit, Erbrechen, wechselnder Stuhlkonsistenz, Bauchkrämpfen oder Mundgeruch. Da bei dieser Störung auch die Bildung von „Glückshormonen" wie Serotonin und Dopamin beeinflusst wird, sind bei einer Fruktoseintoleranz auch Nervosität, depressive Stimmung sowie „Heißhunger auf Süßes" zu beobachten. Eine unbehandelte Fruktoseintoleranz kann sich auch auf die Darmflora negativ auswirken. Es kommt häufig – wie beim Reizdarmsyndrom – zu einem Mangel an wichtigen Nährstoffbestandteilen wie Folsäure oder Zink, was eine gesteigerte Infektanfälligkeit zur Folge haben kann.

Es gibt auch weitere Varianten der Fruktoseverwertungsstörung. Eine davon ist die sogenannte hereditäre oder erbliche Form der Fruktoseintoleranz. Sie basiert auf einem genetischen

Defekt, bei dem schon kleinste Mengen an Fruktose zur Störung des Stoffwechsels führen können. Diese Variante unterscheidet sich symptomatisch von der intestinalen Fruktoseintoleranz und gehört in die Hände erfahrener Spezialisten. Die folgenden Vorschläge zu Ernährungsumstellungen und Ernährungsempfehlungen beziehen sich also ausschließlich auf die intestinale Fruktoseintoleranz.

Die Fruktose ist – wie der Name schon sagt – reichlich im Obst enthalten. Aber auch gesüßte Getränke, Energydrinks und viele Fertigprodukte enthalten viel Fruktose. Wenn Sie das Gefühl haben, dass es nach einem „Obstteller" oder einem großen Glas Orangensaft im Bauch rumort und unangenehm bläht, könnte es sich um eine Fruktoseunverträglichkeit handeln. Der erste Gedanke wäre hier bestimmt, die Lebensmittel mit Fruktose zu minimieren oder gar zu meiden. Nun ist das nicht so einfach, vor allem deswegen, weil das sehr gesunde Obst, das zu Recht einen festen Platz in der antientzündlichen Ernährungsweise einnimmt, voller Fruktose steckt. Da Sie es nicht einfach wie bei der Laktose gegen „fruktosefreies" Obst austauschen können, können Sie hier zunächst eine sogenannte Auslassdiät für maximal vier Wochen versuchen. Es werden dabei alle Lebensmittel, die Fruktose und Sorbit (Näheres dazu im Kapitel „Sorbitintoleranz" ab Seite 125) enthalten, aus der Ernährung „ausgelassen". Nachdem sich die Symptome gebessert haben, kann man die fruktosehaltigen Produkte in kleinen Mengen Tag für Tag wieder einführen. Diese Behandlung gehört aufgrund des Risikos eines Vitamin- und Nährstoffmangels in die Hände einer erfahrenen Ernährungsfachkraft.

Das können Sie selbst tun: Durch die Wahl günstiger Obstsorten können Sie gegen die lästigen Beschwerden vorgehen. Vorsicht ist vor allem bei Äpfeln, Birnen, Mangos, Kirschen sowie Trauben, aber auch bei Agavendicksaft und Honig geboten. Auch in vielen Limonaden und in Fertigprodukten steckt eine große Menge Fruktose. Deshalb kann der klassische Obstquark oder der Grießbrei mit Kirschsoße bei Fruktoseunverträglichkeit ebenfalls zu Beschwerden führen. Bananen, Beeren oder Zitrusfrüchte werden hingegen besser vertragen.

Wie bereits erwähnt, steht der Fruktose im Dünndarm eine optionale Transportmöglichkeit zur Verfügung, wenn die üblichen Transportwege eingeschränkt sind: Sie kann sich an die Glukose und einige Aminosäuren (Eiweißbausteine) „anhängen". So gelangt sie an die richtigen Stellen im Körper.

Diese Information können Sie sich zunutze machen, um die Aufnahme von Fruktose zu verbessern und Ihre Beschwerden zu mildern. Es ist also hilf-

reich, wenn Sie mehr Glukose als Fruktose zu sich nehmen. Dazu sollten Sie Obst wählen, in dem Fruktose und Glukose zu gleichen Mengen enthalten sind oder in dem Letztere sogar überwiegt. Ein günstiges Verhältnis haben z. B. Bananen, Beeren oder Grapefruits.
Weiterhin kann die Fruktose aus fruktosehaltigen Lebensmitteln besser aufgenommen werden, wenn sie zusammen mit eiweißhaltiger Nahrung gegessen wird. Deswegen ist es ideal, das gesunde Frühstücksobst immer mit etwas Quark oder Joghurt zu genießen.
Manchmal können auch Nahrungsergänzungsmittel helfen. Beispielsweise Fructaid® oder Fruktosin® – beide enthalten ein Enzym, die sogenannte Glukose-Isomerase, welches die Fruktose bereits im Dünndarm spaltet und so zur Linderung der Fruktoseunverträglichkeit beitragen kann.
Eine sorbitarme Ernährung kann die Aufnahmekapazität der Fruktose verbessern. Was Sorbit ist und wie Sie im Alltag Ihre Sorbitaufnahme kontrollieren können, erfahren Sie im folgenden Kapitel „Sorbitintoleranz".
Es geht es bei Fruktoseunverträglichkeit also nicht darum, den Fruchtzucker dauerhaft vom Speiseplan zu verbannen. Das kann zu einer Fehl- und Mangelernährung führen. Vielmehr geht es darum, individuelle Toleranzgrenzen auszutesten, sich ausgewogen zu ernähren und den Konsum von verarbeiteten Nahrungsmitteln und fruktosehaltigen Getränken wie Limonaden und Energydrinks zu reduzieren.

Sorbitintoleranz

Sorbit ist ein Zuckeralkohol der Fruktose, der häufig als Süßungsmittel in Lebensmitteln verwendet wird, aber auch in natürlicher Form in Früchten wie Kirschen, Äpfeln, Aprikosen, Pflaumen und Birnen zu finden ist. Auch getrocknete Früchte haben viel Sorbit. Andere Lebensmittelgruppen enthalten kaum oder wenig Sorbit.
Sorbit wird oft als Zuckeralternative gesehen, weil es weniger Kalorien enthält als Haushaltszucker. Darüber hinaus hat es einen geringeren Einfluss auf den Blutzuckerspiegel und wirkt sich nicht negativ auf die Zahngesundheit aus. Er wird deshalb oft in kalorienreduzierten oder „zuckerfreien" Produkten eingesetzt. Sorbit können Sie, ohne es zu wissen, beispielsweise in vielen Backwaren zu sich nehmen. Es wird auf Zutatenlisten als E 420 deklariert.
Bei einer Sorbitunverträglichkeit ist die Aufnahme von Sorbit im Dünndarm beeinträchtigt. Ähnlich wie bei der Laktoseunverträglichkeit gelangt das unverdaute Sorbit in den Dickdarm. Dort kommt es durch die Abbauprozesse zu einem Gärprozess. Dieser führt zu Symptomen wie Bauchschmerzen, Durchfall oder Blähungen. Darüber hinaus kann Sorbit diese Symptome verschlimmern,

indem es die begrenzte Aufnahmekapazität von Fruktose weiter hemmt.
Sorbit wirkt bei übermäßigem Verzehr abführend – auch bei Menschen, die keine Sorbitunverträglichkeit haben. Eine Tageshöchstdosis von max. 20 g sollte deswegen nicht überschritten werden. Gerade bei empfindlichem oder entzündetem Darm kann es dazu kommen, dass täglich bereits 5 g oder weniger zu Bauchschmerzen oder Blähungen führen. Bei Sorbitunverträglichkeit ist es empfehlenswert, überwiegend sorbitarme Lebensmittel zu verzehren, die Zutatenliste aufmerksam zu lesen und Vorsicht bei „Light"-Getränken und Energydrinks walten zu lassen. Weitere Informationen über geeignete Getränke bei Endometriose finden Sie im Kapitel „Getränke" ab Seite 101.

FODMAP-Ernährung bei Reizdarm (und Endometriose)

Die sogenannte FODMAP-Diät hat es aufgrund ihrer Wirksamkeit als diätetische Behandlung in die offiziellen Leitlinien des Reizdarmsyndroms geschafft. Auch bei Endometriose-Betroffenen hat sich diese Diät als effektiv erwiesen. In diesem Kapitel beschäftigen wir uns mit dieser etwas komplizierten Diät. Aber keine Sorge: Wenn Sie diese Diät zur Linderung Ihrer Beschwerden ausprobieren möchten, können Sie sich eine erfahrene Ernährungsfachkraft an Ihre Seite holen.

FODMAP („**F**ermentable **O**ligo-, **D**i-, **Mo**nosaccharides **A**nd **P**olyols") – dieses englische Akronym bedeutet frei übersetzt: „fermentierbare Mehrfachzucker, Zweifachzucker, Einfachzucker und Zuckeralkohole". Es handelt sich hierbei um unterschiedliche Kohlenhydratverbindungen. Die Mehrfachzucker finden sich beispielsweise in Knoblauch, Zwiebeln, Lauch und Hülsenfrüchten (Fruktane oder Galaktane) sowie in Broten mit kurzer Teigführung (kurzen Gärzeiten). Der Zweifachzucker Laktose ist in Milchprodukten wie Milch, Käse oder Joghurt enthalten. Zu der dritten Gruppe der Einfachzucker gehört die Fruktose, die sich in fast allen Obst- und Gemüsesorten sowie Limonade und Honig befindet. Der vierten Gruppe gehören die fermentierbaren Zuckeralkohole wie Süßstoffe (Sorbit, Xylit und Maltit) an.
Manchmal kann es aufgrund verschiedener Störungen, beispielsweise bei Entzündungen im Darm, dazu kommen, dass diese Nahrungsmittelbestandteile nicht richtig verdaut werden können. Gelangen die FODMAPs in den Dickdarm, wo sie normalerweise nichts zu suchen haben, kann es durch den bakteriellen Abbau zu einer vermehrten Gasbildung kommen.
Das führt dann zu Bauchschmerzen oder sehr schmerzhaften Blähungen. Diese Kohlenhydratverbindungen sind zudem osmotisch aktiv; das bedeutet, sie binden im Darm vermehrt das umliegende

Wasser und „reißen“ es mit. Damit bewirken sie einen Wassereinstrom, der sich als Durchfall äußern kann.
Es geht also in einer FODMAP-armen Diät darum, den Konsum dieser Lebensmittel zu minimieren. Das kann bei Patientinnen mit Reizdarmsyndrom oder auch bei Endobelly helfen. Dabei kann sich die Stuhlkonsistenz normalisieren, die schmerzhaften Blähungen können an Intensität abnehmen. Auch Periodenschmerzen können möglicherweise gelindert werden.
Die FODMAP-arme Diät verläuft in drei Phasen. Die erste ist die Auslass- oder Eliminationsphase. In den ersten Wochen – die Empfehlungen liegen bei 4 bis 6 Wochen, bis sich eine Beschwerdebesserung oder -freiheit einstellt – werden die FODMAPs also in der Ernährung weggelassen. In der zweiten Phase werden die kritischen Lebensmittel nach und nach einzeln wieder eingeführt, um die individuellen Toleranzgrenzen auszutesten. Hier wird das Ernährungs- und Bewegungstagebuch gerne genutzt (siehe hintere Klappe). Das Ziel dieser Auslassdiät sollte sein, mit möglichst wenigen diätetischen Einschränkungen die bestmögliche Reduzierung der Beschwerden zu erreichen. Zusammen mit der Ernährungsfachkraft wird anschlie-

Die FODMAPs im Überblick

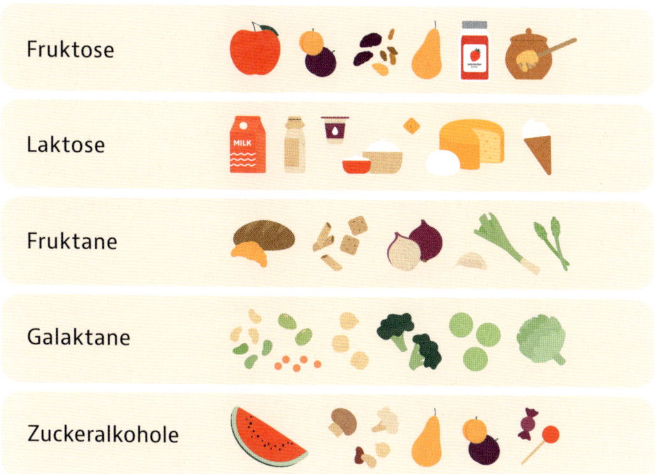

ßend in der dritten Phase ein individueller, abwechslungsreicher Speiseplan erstellt. So kommen Sie zu einer ausgewogenen Ernährungsweise, die Ihre Beschwerden nicht wieder aufflammen lässt.
Die FODMAP-freie Diät ist nicht für die Langzeiternährung geeignet. Denn bei dieser Diät werden wertvolle Bestandteile der Ernährung wie beispielsweise Ballaststoffe minimiert, was auf Dauer zusätzliche gesundheitliche Risiken und Probleme nach sich ziehen kann.

Glutenfrei bei Endometriose?

Ein sehr oft und manchmal widersprüchlich diskutierter Bestandteil vieler Getreidearten ist das Gluten. Gluten ist ein Speichereiweiß und natürlicher Bestandteil glutenhaltiger Getreidearten. Es besteht aus zwei Proteinen. Sie haben in jeder Getreideart eine etwas andere Zusammensetzung. Bei Weizen heißen sie Gliadin und Glutelin, bei Hafer Avenin und Avenalin, bei Roggen Secalin und Secalinin und bei Gerste sind es Hordein und Hordenin. Diese Untergruppen des Glutens bei verschiedenen Getreidearten haben nicht nur unterschiedliche Namen, sie üben auf den Körper auch verschiedene Wirkungen aus.
Gluten ist grundsätzlich für gesunde Menschen nicht schädlich. Trotzdem entwickeln immer mehr Menschen nach dem Verzehr von Getreideprodukten, insbesondere von Weizen, Beschwerden, wie sie bei Zöliakie – der durch Glutenunverträglichkeit verursachten Autoimmunerkrankung – auftreten. Da sie davon ausgehen, dass ihre Beschwerden durch Gluten verursacht werden, entscheiden sich viele Betroffene für eine glutenfreie Ernährungsweise, ohne dass sie beispielsweise an einer Zöliakie oder an einer Weizenallergie leiden.
Da die Vollkornvarianten der Getreideprodukte aber eine hervorragende Quelle für Ballaststoffe, wertvolle Vitamine und Mineralien sind, sollten Sie sich über dieses Thema gründlich informieren, bevor Sie sich für eine glutenfreie Ernährungsweise entscheiden. Abhilfe bei den Beschwerden kann auch der Verzehr von glutenfreien Getreidesorten schaffen. Zu diesen Sorten gehören beispielsweise Mais, Reis, Buchweizen und Hirse.

Die drei häufigsten glutenabhängigen Krankheitsbilder

Bei der ersten handelt es sich um die bekannteste Form, die Überempfindlichkeit des Immunsystems gegen Bestandteile von Getreide. Sie wird Zöliakie oder auch Sprue oder glutensensitive Entheropathie genannt. Bei dieser Krankheit reagiert das Immunsystem auf das Speicherprotein Gluten, das sich im Mehlkörper des Getreidekorns befindet. Nach dem Verzehr eines glutenhaltigen Lebensmittels greift das Immunsystem eigene Körperstrukturen an. Man spricht deshalb von einer autoimmunen Erkrankung. Bei anhaltendem Konsum von glutenhaltigen Produkten kommt es zur Störung der Funktion der Darmschleimhaut (Darmzotten). Die Abflachung der Darmzotten führt auf Dauer zu chronischen Darmentzündungen. Die Betroffenen entwickeln Probleme im Magen-Darm-Trakt wie fettigen Stuhl, Übelkeit oder Durchfall – oft im Wechsel mit Verstopfung. Auf Dauer führt das zu Mangelernährung, Vitamin- und Nährstoffmangel. So sind bei Zöliakie oft die Blutspiegel an Eisen und Vitamin B12 niedrig, was bei den Betroffenen zu Eisenmangelanämie führen kann. Aber auch Beschwerden wie Antriebslosigkeit oder Müdigkeit sind keine Ausnahme. Diese Autoimmunerkrankung ist relativ selten, ihre Häufigkeit wird nur auf 1 % geschätzt, Frauen sind häufiger betroffen als Männer. Nach der Umstellung auf eine glutenfreie Diät, die dann lebenslang gehalten werden muss, bessern sich im Allgemeinen die Symptome bei den Betroffenen. Diese Erkrankung kann heute relativ sicher diagnostiziert werden. Da die unentdeckte (und unbehandelte) Zöliakie einen negativen Einfluss auf die Endometriose haben kann, ist hier eine ärztliche Abklärung empfehlenswert.

Die zweite Form der glutensensitiven Krankheiten ist die Weizenallergie. Hierbei handelt es sich um eine echte Allergie, bei der Bestandteile des Weizens fälschlicherweise als „gefährlich" erkannt und vom Körper „abgewehrt" werden. Die Reaktionen des Körpers erstrecken sich bei dieser Allergie von Magen-Darm-Beschwerden über Hautausschlag bis hin zu Atembeschwerden. Sie können innerhalb von Minuten bis zu ein paar Stunden nach Verzehr des Getreideprodukts auftreten.

Wenn Sie also nach dem Verzehr von Weizen und auch von seinen Urformen Emmer und Einkorn unter rasch auftretenden Beschwerden leiden, sind Sie in einer therapeutischen Behandlung durch eine erfahrene Allergologin oder einen Diätassistenten am besten aufgehoben.

Wenn weder eine Diagnose noch ein Verdacht auf diese zwei Formen der Getreideunverträglichkeit im Raum steht, könnte es sich um die dritte Form handeln: die Nicht-Zöliakie-Nicht-Weizenallergie-Glutensensitivität, kurz „Glutensensitivität". Diese wird – wie ihr (langer) Name verrät – weder autoimmun durch Gluten noch durch eine Weizenallergie hervorgerufen. Sie ist die häufigste Form der Unverträglichkeit, unter der Endometriose-Betroffene leiden. Die Diagnostik ist nicht so einfach, man kann aber bei Fortdauern der Symptome, obwohl Zöliakie und Weizenallergie ausgeschlossen sind, diese Diagnose in den Raum stellen. Typische Beschwerden sind Bauchschmerzen, Blähbauch (Endobelly), Übelkeit, aber

auch Kopfschmerzen nach dem Verzehr von glutenhaltigen Speisen.
Die Studienlage zur Linderung der Beschwerden bei Endometriose durch eine glutenfreie Diät hat leider keine einheitlichen Ergebnisse gebracht. Allerdings gibt es Untersuchungen, die zeigen, dass bei Probanden mit Glutensensitivität die Glutenfrei-Diät durchaus Beschwerden lindern konnte. Auch die Darmflora wurde wiederhergestellt. Allerdings führte diese Art von Diät bei Gesunden zur Vermehrung der „krank"machenden Bakterien in der Darmflora. Es wird insgesamt also nicht empfohlen, bei Endometriose komplett auf glutenhaltige Produkte zu verzichten.

Wie funktioniert die Ernährungsumstellung?

Es kann aber durchaus hilfreich sein, das Gluten in Ihrer Ernährung zu reduzieren, da sich auch bei Endometriose die Darmflora der erkrankten von der der gesunden Menschen unterscheidet. Gerade wenn Sie Magen-Darm-Beschwerden haben oder an Endobelly leiden, könnte sich der Versuch einer glutenarmen oder glutenfreien Ernährungsweise lohnen. Um eine Fehl- und Mangelernährung durch diese Art von Diät zu vermeiden, ist es jedoch zu empfehlen, die Umstellung ausschließlich unter der Aufsicht einer qualifizierten Ernährungsfachkraft durchzuführen. Um den richtigen Einstieg in die Umstellung zu finden, kann Ihnen das Ernährungs- und Symptomprotokoll ein guter Begleiter sein (siehe hintere Klappe).
Auf Ihrem Weg zur Symptomfreiheit geht es auch darum, Ihren Speiseplan um die richtigen Getreideprodukte zu ergänzen. Um die richtige Wahl für Ihren empfindlichen Darm bei Backwaren oder Brot zu treffen, könnte sich ein Blick auf die traditionelle Herstellung dieser Grundnahrungsmittel lohnen. Die Welt dreht sich heutzutage immer schneller, auch die Bäcker nehmen sich immer weniger Zeit für das Backen der Brote. Die Folge: Durch die kurze Teigführung beim Brotbacken bleiben relativ viele Bestandteile, die die typischen Beschwerden der Unverträglichkeit verursachen können (z. B. FODMAPs), im Teig. Bei Broten mit längerer Teigführung sind diese kritischen Bestandteile dagegen zum größten Teil abgebaut. Man findet diese Art von Broten vor allem in kleinen, familiär geführten Biobäckereien. Es ist einen Versuch wert, solche Brote auszuprobieren. Wählen Sie bitte immer, wo es möglich ist, Getreideprodukte in Bioqualität und in der Vollkornvariante.
In den Sprechstunden können wir immer wieder eine Besserung der Symptome beobachten, wenn Weizen- gegen Dinkelprodukte ausgetauscht werden. Es ist noch nicht endgültig geklärt, warum das so ist. Am Gluten kann es nicht lie-

gen, weil das Dinkelkorn sogar mehr davon aufweist als das Weizenkorn. Es könnte möglicherweise an der unterschiedlichen Zusammensetzung des Glutens dieser beiden Getreidearten liegen. Auf alle Fälle ist Dinkel als Alternative zu Weizen bei Endometriose eine gute Empfehlung.
Ein Geheimtipp für die gesunde glutenarme Ernährung ist der (praktisch) glutenfreie Hafer. Er ist ein Star der antientzündlichen Ernährung und hat einen hohen Gehalt an Ballaststoffen, Vitaminen und Mineralien. Dadurch kann er Ihnen helfen, die Lücke in der Versorgung mit Ballaststoffen, die durch das Weglassen der glutenreichen Produkte auf Ihrem Speiseplan entstehen kann, zu schließen. Ansonsten sind in der glutenarmen Diät auch Reis, Mais, Buchweizen, Kartoffeln und Hülsenfrüchte erlaubt. Alle aus diesen Produkten zubereiteten Speisen sind ebenfalls geeignet. Bei Fertigprodukten lohnt es sich, die Zutatenliste aufmerksam zu lesen. Auch unverarbeitete Fisch-, Fleisch- und Milchprodukte sowie Eier und Pflanzenöle sind glutenfrei. Frisches Obst und Gemüse können Sie ohne schlechtes Gewissen ebenso genießen.
Das sind jede Menge Informationen, mit denen Sie sich da beschäftigen müssen, und die Hoffnung wechselt mit der Enttäuschung, wenn die neue – doch so anstrengende und nicht besonders schmackhafte – Diät wieder mal nicht den gewünschten Effekt bringt. Dann ist es vielleicht an der Zeit, eine Pause einzulegen und durchzuatmen.
Neueste Studien weisen darauf hin, dass Patientinnen mit Endometriose (und anderen chronischen Erkrankungen) ein erhöhtes Risiko haben, an Orthorexia nervosa zu erkranken. Das ist eine Essstörung, bei der sich die Betroffenen zwanghaft mit ihrer Ernährung und der Qualität der Lebensmittel beschäftigen. Das kann zu erheblichen Einschränkungen der Lebensqualität führen, bis hin zur Entstehung von psychischen Erkrankungen oder Beeinträchtigungen der physischen Gesundheit (aufgrund der dadurch entstandenen Fehl- oder Mangelernährung).

Histaminintoleranz

Histamin ist ein sogenanntes biogenes Amin, das beim Eiweißstoffwechsel entsteht. Es kommt in fast allen Lebensmitteln vor. Als körpereigenes Gewebshormon wird es auf natürliche Weise auch im Körper produziert. Es ist zwar an der Entstehung von Entzündungen und Schmerzen in unserem Körper beteiligt, aber so wie die Prostaglandine ist auch Histamin nicht (nur) unser Feind. Die Natur hat dem Histamin durchaus sinnvolle Funktionen in unserem Körper zugedacht. So ist das Histamin an der Produktion der Magensäure beteiligt, regt den Appetit an und reguliert als sogenannter Neurotransmitter unseren

Wach-Schlaf-Rhythmus. Darüber hinaus sorgt es dafür, dass Sie schneller reagieren oder sich besser Sachen merken können. Zugegebenermaßen wird es auch dann von bestimmten Immunzellen, sogenannten Mastzellen, als Botenstoff ausgesandt, wenn der Körper aus Versehen harmlose Pollen des Frühlingsstraußes für den Feind hält.
Histamin ist also an ganz normalen Prozessen in Körper beteiligt. Wenn jedoch – wie beispielsweise bei der Pollenallergie – zu viel davon ins Blut gelangt, verursacht die übertrieben große Menge an Botenstoffen allergische Beschwerden wie Niesen, Schnupfen oder Juckreiz.

Histamin bei Endometriose

Da die Endometriose aber keine Allergie, sondern eine chronisch-entzündliche hormonabhängige Krankheit ist, verhält es sich hier etwas anders: Die Ausschüttung von Histamin durch die Mastzellen wird eben auch hormonell – von den Östrogenen – angekurbelt. Dazu kommt noch, dass diese Zellen nicht nur Histamin, sondern auch andere Stoffe produzieren, die die Entzündungen anheizen, das umliegende Gewebe reizen und dadurch Schmerzen verursachen können. Darüber hinaus befinden sich die Mastzellen bei der Endometriose auch in allen Endometriose-Herden, was die Schmerzen und Entzündung nur noch schlimmer macht. Das führt zu weiteren Entzündungen. Der ganze Bauchraum ist dann entzündet und schmerzt, was eine mögliche Ursache für die Entstehung des Endobelly sein kann. Näheres dazu finden Sie ab Seite 24.
Aber nicht nur der schmerzhaft geblähte Bauch plagt viele Endometriose-Betroffene. Auch über Magen-Darm-Beschwerden wie Durchfall, Übelkeit oder Erbrechen sowie Migräne oder von allgemeiner Müdigkeit wird nach dem Verzehr von histaminhaltigen Lebensmitteln in der Sprechstunde öfter berichtet. Viele Beschwerden verstärken sich zunehmend nach dem Eisprung bis zu der Periode hin. Das könnte damit zusammenhängen, dass Östrogen und Histamin sich gegenseitig „anfeuern".
Mit diesem Wissen haben Sie eine sehr gute Grundlage geschaffen, um im Alltag selbst zu entscheiden, wann Sie histaminhaltige Lebensmittel mit gutem Gewissen genießen können und wann es empfehlenswert ist, sie vom Speiseplan zu streichen.
Histamin ist in vielen Lebensmitteln enthalten und kann grundsätzlich durch Fermentierungs- oder Gärprozesse entstehen. Bei lang gereiften Lebensmitteln wie Hartkäse oder Rotwein ist der Histamingehalt hoch. Zu den histaminreichen Lebensmitteln zählen leider auch gesunde Lebensmittel wie Sauerkraut, fermentiertes Gemüse oder Tofu. Grundsätzlich sind Fischkonserven, lang gelagerter oder geräucherter Fisch nicht

zu empfehlen, ebenso wie die meisten Wurstwaren. Und leider ist auch frischer Fisch aus Aquakulturen bei einer Histaminintoleranz nicht geeignet. Da diese Fische öfter mit Sojafutter zugefüttert werden, erhöhen sich bei dieser Haltungsform die Histaminwerte im Fisch – auch bei Biofisch.

Auch frische Eier, genauer Eiklar, können bei einer Histaminempfindlichkeit Probleme verursachen. Durch Kochen oder Braten der Eier kann man dieses Problem relativ gut lösen. Alle so zubereiteten Eierspeisen sind dann in der Regel gut verträglich.

Viel Histamin haben von Natur aus auch frische Lebensmittel wie Tomaten, Soja, Spinat, Trauben, Erdbeeren, Bananen, Nüsse oder Zitrusfrüchte sowie Kiwis. Auch bei Schokolade (Kakao) sollte man Vorsicht walten lassen. In der Zeit vor der Periode können Sie versuchen, den berüchtigten „Heißhunger" auf Schokolade durch gesunde Alternativen, beispielsweise getrocknete Aprikosen oder Äpfel, zu stillen.

Histamin kann sich außerdem in Kapselhüllen mancher Medikamente und Nahrungsmittelergänzungen verstecken. Hier hilft nur, aufmerksam den Beipackzettel zu lesen und nach Absprache mit dem Arzt nach geeigneten Alternativen zu suchen. Hilfreich können auch Apps sein, mit deren Hilfe der Histamingehalt der einzelnen Produkte recherchiert werden kann.

Histaminarme Ernährung bei zyklischen Beschwerden bzw. Endobelly

Wenn Sie unter Endobelly oder anderen Beschwerden wie Übelkeit, Durchfall (auch im Wechsel mit Verstopfung) oder Bauchschmerzen vor allem in der Zeit nach Ihrem Eisprung bis hin zur Periode leiden, können Sie in der letzten Phase Ihres Zyklus eine modifizierte Ernährung ausprobieren. Es eignet sich dazu eine leichte pflanzenbasierte und möglichst zuckerarme Kost unter Ausschluss histaminreicher Nahrungsmittel. Gut bekömmliches, histaminarmes Obst und Gemüse bildet bei dieser Umstellung eine gute Grundlage. Meiden Sie, soweit es geht, vor allem rotes Fleisch, Wurstwaren und Alkohol. Die Erfahrung zeigt, dass bei zyklischen Beschwerden auch das Umsteigen von Weizen- auf Dinkelprodukte Abhilfe schaffen könnte (siehe das Kapitel „Glutenfrei bei Endometriose?" ab Seite 128). Genauso wie bei Fruktoseintoleranz kann hierbei ein Ernährungs- und Beschwerdeprotokoll einen tieferen Einblick in die Zusammenhänge zwischen den verzehrten Lebensmitteln und Ihren Beschwerden bieten (siehe hintere Klappe). Manchmal lohnt es sich auch, diese Ernährung während der Zeit der Menstruation durchzuziehen, solange Periodenschmerzen oder Beschwerden noch anhalten.

Wenn sich die Beschwerden einfach nicht bessern wollen, braucht Ihr Körper

evtl. eine längere Zeit ohne Histamin, um sich zu erholen. Hier ist es empfehlenswert, für längere Zeit auf Histamin zu verzichten und wirklich alle Störfaktoren, soweit es geht, aus der Ernährung auszuschließen. Das ist allerdings gar nicht so leicht. Denn es gibt Lebensmittel und Medikamente, sogenannte Histamin-Liberatoren, die bewirken, dass der Körper vermehrt Histamin ausschüttet. Daneben gibt es sogenannte DAO-Hemmer. Diese Lebensmittelgruppen und Medikamente sind in der Lage, Enzyme wie die Diaminoxidase (DAO), durch die Histamin im Körper gespalten wird, zu blockieren oder zu hemmen. Aufgrund der Komplexität der Diät und eines hohen Risikos für eine Fehlernährung sollte bei einer Histaminintoleranz die Umstellung auf histaminarme Ernährung möglichst unter Aufsicht einer qualifizierten Ernährungsfachkraft oder eines Ernährungsmediziners stattfinden. Manchmal können auch Nahrungsergänzungsmittel hilfreich sein. Beispielsweise gibt es DAOSiN® in Tablettenform, das durch das enthaltene Enzym DAO (Diaminoxidase) den Körper beim Histaminabbau unterstützen kann.
Die hier angesprochene Histaminintoleranz ist nicht mit einer Histaminallergie zu verwechseln. Bei dieser Krankheit reagieren Menschen auf das aufgenommene Histamin im schlimmsten Fall mit einem anaphylaktischen Schock – das ist immer ein akuter ärztlicher Notfall!
Manchmal kann es schwierig sein, sich durch den Dschungel an Zusatzstoffen, Hilfsmitteln und Farbstoffen, die in Medikamenten stecken können, durchzukämpfen. Hier bieten Apps wie whatsinmymeds Unterstützung. Mit ihrer Hilfe können Sie Medikamente recherchieren, die laktose- oder fruktosefrei, glutenfrei, histaminverträglich oder „vegan" sind.

Kleine Kaffeepause

Für alle, die nach dem Genuss von Kaffee unter Bauchschmerzen oder Durchfall leiden, die gute Nachricht vorneweg: Die meisten Kaffeesorten enthalten an sich kein Histamin. Der Kaffee, besser gesagt das im Kaffee enthaltene Koffein, ist aber ein DAO-Hemmer. Das heißt, es blockiert die Aktivität des Enzyms, das für den Abbau des Histamins zuständig ist. Gleichzeitig ist Koffein auch ein Histamin-Liberator. Das bedeutet, dass es die Ausschüttung des körpereigenen Histamins anregt.
Sie müssen aber trotzdem nicht auf Ihren Kaffeegenuss verzichten. Sie können beispielsweise zu entkoffeiniertem Kaffee greifen. Diese Art von Kaffee wird allerdings öfter mithilfe von chemischen Lösungsmitteln hergestellt. Es wird deswegen empfohlen, Kaffeesorten zu kaufen, die nach Bioverfahren entkoffeiniert wurden. Eine weitere Alternative ist der Getreidekaffee. Hier ist allerdings zu beachten, dass diese Getränke

glutenhaltig sind. Ein weiterer Tipp: Trinken Sie Espresso statt Filterkaffee – Espresso wird meist besser vertragen. Der Grund dafür könnte sein, dass Espresso weniger Säure enthält und dadurch bekömmlicher für den Magen ist. Und dadurch, dass eine Tasse Espresso kleiner als eine Tasse Kaffee ist, nehmen Sie weniger Koffein zu sich und es wird weniger Histamin ausgeschüttet. Vorsicht ist allerdings beim Süßen des Espressos angesagt. Viele Süßstoffe wie z. B. Aspartam sind ebenfalls DAO-Hemmer und können zusätzlich den Abbau von Histamin stören.
Entkoffeinierter Espresso könnte also die beste Kaffeealternative bei Problemen mit Histamin sein.

Was tun bei Obstipation (Verstopfung)?

Im Dickdarm wird dem Stuhlbrei, der aus dem Dünndarm kommt, die Flüssigkeit entzogen. Dies ist ein wichtiger Prozess, bei dem sich der Körper die Flüssigkeit, die er braucht, holt. Wenn man also nicht ausreichend trinkt, leidet der Körper Durst und der Stuhl dickt ein und wird trocken und hart. Daher ist die oberste Regel, reichlich zu trinken!

Auch eine ballaststoffreiche Ernährung ist wichtig: Wir haben gelernt, dass die Ballaststofffasern Flüssigkeit binden, die den Stuhl geschmeidig hält. Und der Darm als Muskel muss sich bewegen, damit der Stuhl auch transportiert wird. Das tut er besser, wenn sich der Körper insgesamt genügend bewegt. Reichen diese Maßnahmen nicht aus, kann man Magnesium oral einnehmen, das fördert eine breiige Konsistenz. Auch Flohsamenschalen sind hilfreich, diese können als Ballaststoffquelle ohnehin in den Alltag eingebaut werden. Trockenobst mit reichlich Flüssigkeit bindet ebenfalls Flüssigkeit und bringt so den Darm in Gang, ebenso Sauerkraut oder Sauerkrautsaft. Manchen hilft auch Goldene Milch (Rezept siehe Seite 146). Das ist ein Kurkumadrink, der antientzündlich wirkt und die Darmfunktion positiv beeinflusst. In der Apotheke ist Movicol® erhältlich, das zwar nicht als Dauerlösung geeignet ist, aber durchaus einmal hinzugezogen werden kann, wenn die Darmfunktion zu lahm ist und einen quält.

Das Mikrobiom mit Prä- und Probiotika unterstützen

Mit Mikrobiom (Darmflora) ist die Gesamtheit aller Bakterien, die im Darm leben, gemeint. Es ist ein offenes, komplexes, aber auch empfindliches Ökosystem und setzt sich aus Bakterien, Pilzen oder auch Viren zusammen. Gerade bei Bakterien kommen im Mikrobiom unzählige Spezies zusammen. Der Darm ist dicht und unterschiedlich besiedelt, beispielsweise enthält der Dickdarm sehr viel mehr Bakterien als der Dünndarm.

Das empfindliche Gleichgewicht des Mikrobioms wird durch Umwelteinflüsse, Medikamente, Krankheiten, Entzündungen und ungesunde Ernährung leider sehr oft gestört. Dabei spielt das Mikrobiom eine überaus wichtige Rolle für unsere Gesundheit. Bestimmte Bakterien fermentieren die Ballaststoffbestandteile, die dabei entstandenen kurzkettigen Fettsäuren – hauptsächlich Acetat, Propionat und Butyrat – entfalten unzählige positive Eigenschaften in unserem Körper. Darüber hinaus können Ballaststoffe den Cholesterin- und Glukosespiegel im Blut senken und Schadstoffe im Darm binden. Mehr über die positiven Eigenschaften der Nahrungsfasern erfahren Sie im Kapitel „Ballaststoffe – von wegen Ballast!" ab Seite 103.

Das Mikrobiom ist auch an Entzündungsprozessen im Körper beteiligt und es reguliert das Immunsystem. Außerdem hat es einen Einfluss auf unsere Hormone. Ein Teil des Mikrobioms, das sogenannte Östrobolom, stellt die Gesamtheit der Mikroben dar, die in der Lage sind, Östrogen herzustellen. Östrogen wird nicht mit dem Stuhl ausgeschieden, sondern über die Darmwand aufgenommen und so dem Körper zur Verfügung gestellt. Das ist nicht immer von Vorteil, weil die hohen Mengen an Östrogen zu einer Verschlechterung des Gesamtbilds der Endometriose führen können.

Wissenschaftliche Studien konnten nachweisen, dass auch unser seelisches Wohlbefinden durch die Darmbakterien beeinflusst wird. Es gibt inzwischen Hinweise auf eine rege Kommunikation zwischen der Darmflora und dem Gehirn, die sogenannte „Mikrobiota-Darm-Hirn-Achse". So verbesserten sich in Studien nach der Gabe eines Probiotikums – Probiotika sind lebende Bakterien, die man sich über die Nahrung oder Nahrungsergänzungsmittel gezielt zuführen kann – die depressiven Zustände der Teilnehmenden. Es ist bereits bekannt, dass das Mikrobiom auch bei Endometriose verändert ist. Allerdings ist nicht bekannt, ob das veränderte Mikrobiom Ursache der Endometriose ist oder ob die Endometriose zu Veränderungen im Darm beiträgt. Auf alle Fälle lohnt sich sicherlich aber ein Blick auf die „mikrobiomfreundliche" Ernährung.
Präbiotika sind im Grunde die löslichen Bestandteile der Ballaststoffe, die die Verdauung im Magen und Dünndarm überstehen. Dadurch landen sie unverdaut im Dickdarm und bieten hier dem Darmmikrobiom Futter, das daraus – wie erwähnt – bestimmte Fettsäuren produziert. Eine der wichtigsten Aufgaben dieser Fettsäuren ist es, die Darmzellen gesund zu halten. Können diese ihre Funktion nicht ausüben, weil sie beispielsweise nicht genug „Futter", sprich Ballaststoffe, haben, kann es zu

Störungen der Darmfunktion kommen, was wiederum zu chronisch-entzündlichen Darmerkrankungen führen kann.

Prä- und Probiotika finden sich in Lebensmitteln in den verschiedensten Formen. Pektine zählen zu den löslichen Ballaststoffen, sind also Präbiotika, und kommen in Äpfeln, Beeren oder Aprikosen vor. Das Probiotikum Inulin können wir im Chicorée, Knoblauch, in Zwiebeln, Bananen oder Spargel finden. Probiotische Schleimstoffe befinden sich im gesunden Hafer, gekochten Möhren oder den Schalen von Samen. Ein sehr interessantes Probiotikum ist die sogenannte resistente Stärke. Sie findet sich in gekochten und abgekühlten Lebensmitteln wie Nudeln, Kartoffeln, Hafer oder Reis und ist ein sehr bekömmliches „Futter" für die Darmflora.
Es gibt also unzählige Pro- und Präbiotika in den verschiedensten Lebensmitteln. Und ja, unsere kleinen Darmbewohner freuen sich sehr über die Bakterien und das bekömmliche „Futter" und brauchen es, um den Körper gesund zu halten. Aber zerbrechen Sie sich nicht den Kopf über Namen, Unterschiede und Zahlen. Versuchen Sie sich einfach gesund, bunt und ausgewogen zu ernähren (siehe die Ernährungspyramide auf Seite 100). Wenn Sie reichlich Obst und Gemüse, Hülsenfrüchte, Vollkornprodukte, Samen und Nüsse zu sich nehmen, bekommen Sie täglich eine ideale Mischung aus probiotischen und präbiotischen Lebensmitteln auf den Teller.
Um das Mikrobiom gesund zu halten, ist es ebenfalls sehr hilfreich, wenn Sie den (Haushalts-)Zucker reduzieren. Der übermäßige Konsum von Zucker ist generell nicht empfehlenswert. Dass er zur Entstehung von Übergewicht, Diabetes oder Herz-Kreislauf-Krankheiten beitragen kann, ist längst bekannt. Für das Mikrobiom stellt die Zuckerzufuhr zusätzlich eine große Herausforderung dar. Dadurch werden im Darm die guten Bakterien nach und nach verdrängt. Langfristig kann ein hoher Zuckerkonsum das Immunsystem schwächen und die entzündlichen Prozesse im Körper fördern.
Deswegen wird auch bei Endometriose die klare Empfehlung zur Reduktion von Zucker (raffiniertem Zucker, Haushaltszucker) gegeben. Die offizielle Empfehlung der DGE beläuft sich auf ca. 50 g an „freiem" Zucker am Tag. Das heißt, bei einer gesunden und ausgewogenen Ernährung werden Ihnen Ihre kleinen Darmbewohner den gelegentlichen Genuss von Geburtstagstorte oder Lieblingseis sicherlich verzeihen.
Für die Darmflora ist es ebenfalls hilfreich, wenn Sie neben der gesunden Ernährung auch den Nikotin- und Alkoholkonsum reduzieren und versuchen, ein gutes Stressmanagement in den Alltag zu integrieren.

Nahrungsmittelsupplemente bei Endometriose

Manchmal kann es sinnvoll sein, die Darmflora mit probiotischen oder präbiotischen Nahrungsmittelergänzungen zu unterstützen. Aufgrund der Komplexität der Grunderkrankung Endometriose und der noch nicht bis ins Detail verstandenen Rolle des Mikrobioms bei diesem Krankheitsgeschehen sollten Sie bei der Wahl des richtigen Nahrungsmittelsupplements unbedingt eine Ernährungsexpertin zurate ziehen.

Ballaststoffe bei Endobelly?

Auch Patientinnen, die unter Endobelly leiden, profitieren von den gesunden Nahrungsfasern und den gesundheitsfördernden Wirkungen, die sie im Körper entfalten. Jedoch muss man hier bei der Einführung der ballaststoffreichen Kost vorsichtig vorgehen. Denn die Darmbakterien freuen sich über das viele Futter und produzieren vermehrt Gase, die zu Schmerzen führen können. Das ist neben dem schmerzhaft aufgeblähten Bauch sicherlich eine zusätzliche Belastung. Deswegen ist es zu empfehlen, die ballaststoffreiche Kost langsam einzuführen. Besser verträglich sind die erhöhten Mengen an Ballaststoffen möglicherweise in der Zeit zwischen Ihrer Periode und dem Eisprung. Hier können Sie mit den Mengen etwas experimentieren und Ihre individuellen Grenzen austesten. Grundsätzlich sollten Sie bei Endobelly auf blähende Lebensmittel wie Zwiebel, Knoblauch, Brokkoli, Kohlgemüse, rohe Pilze, unreifes Obst oder Hülsenfrüchte verzichten. Vielleicht können Sie Kräuter wie Pfefferminz, Anis, Kümmel oder Fenchel ausprobieren. Schwarzkümmelöl soll ebenfalls gute Effekte haben. Die Kräuter eignen sich auch für die Zubereitung von Tees. Generell ist es bei Blähungen empfohlen, auf kohlensäurehaltige Getränke zu verzichten. Ungeeignet sind auch Kaffee, zuckerhaltige Getränke sowie Energydrinks.
Aber auch hier gilt, dass jeder Bauch anders ist und das Austesten individueller (Un-)Verträglichkeiten bei der Einführung einer ballaststoffreichen Kost eine große Rolle spielt. Wie bereits bei anderen Ernährungsumstellungen wird das Ernährungs- und Beschwerdeprotokoll auch hier bestimmt hilfreich sein (siehe hintere Klappe).

Ernährung – ein zweischneidiges Schwert

Nachdem Sie dieses Kapitel gelesen haben, ist Ihnen sicherlich klar, dass eine gesunde Ernährung uns helfen kann, gesund zu bleiben und dass eine Fehl- oder Mangelernährung unsere Gesundheit nachhaltig schädigen kann. So ist beispielsweise schon länger bekannt, dass ein erhöhter Konsum von (rotem) Fleisch und stark verarbeiteten Lebensmitteln zu Krebs führen kann. Durch die vielen gesättigten Fettsäuren, Cholesterin und Transfette können wir auch unser Herz beeinträchtigen und unseren Blutdruck in die Höhe treiben. Der unkontrollierte Konsum von Zucker führt nicht nur zu Übergewicht, sondern auch zur Volkskrankheit Diabetes. Das sind alles zusätzliche Belastungen für den Körper, die die Endometriose und deren Behandlung kompliziert machen können. Auch das übermäßige Einsparen von Kalorien kann den Körper auszehren und zu Untergewicht führen. Der Mangel an Vitaminen und Mineralien kann das Immunsystem, Knochen und Muskeln schwächen, Entzündungen begünstigen und die Verdauung zusätzlich beeinträchtigen. Dadurch kann sich das Gesamtbild der Endometriose nachhaltig verschlechtern. Eine gesunde Ernährungsweise ist also für alle Endometriose-Betroffene – egal ob mit oder ohne Beschwerden – eine sehr gute Investition in die Zukunft.

„Du bist, was du isst"

Zusammenfassend kann man also sagen, dass Sie mit einer pflanzenbasierten, zyklusangepassten, ballaststoffreichen und damit darmgesunden Ernährung eine ideale Basis für eine antientzündliche Ernährungsweise schaffen. Diese wird Ihnen dabei helfen, sich fit und voller Energie zu fühlen. Pflegen Sie Ihr Immunsystem, und es wird Sie gesund halten. Helfen Sie Ihrem Darm, vital zu bleiben, und er wird Sie dabei unterstützen, Ihre Hormone in Balance zu halten, Ihre Beschwerden zu lindern sowie Entzündungen und Schmerzen zu reduzieren.

Wählen Sie nach Möglichkeit Vollkornprodukte für Ihren Speiseplan aus, probieren Sie leckere Dinkelprodukte oder Hafermahlzeiten. Pflanzenbasiert bedeutet nicht, dass Sie auf tierische Lebensmittel völlig verzichten müssen. Sie können ohne schlechtes Gewissen diese Lebensmittel, die ideale Lieferanten wertvoller Proteine, von Eisen oder wichtigen antientzündlich wirkenden Fettsäuren sind, in Ihren Speiseplan aufnehmen. In der Zeit um Ihre Periode herum versuchen Sie, etwas zu entspannen und leicht verdauliche Lebensmittel zu sich zu nehmen. Haben Sie keine Bedenken, neue Lebensmittel auszuprobieren oder in die Ernährung wieder einzuführen. Testen Sie sie vorsichtig auf Verträglichkeit hin. Ihre Ernährung sollte auch bei Nahrungsmittelallergien und wiederkehrenden Beschwerden auf keinen Fall zur Qual werden. Wenn Sie das Gefühl haben, Hilfe zu brauchen, suchen Sie sich einen erfahrenen Ernährungsexperten und lassen Sie sich bei der Anpassung Ihres individuellen Ernährungsplans begleiten. So können Sie Ihre Ernährung an Ihre Lebenspläne anpassen und in Ihren Alltag behutsam integrieren, sodass sie zu einem unterstützenden Element auf Ihrem Weg werden kann.

Früchteporridge mit Nussmus

Zutaten für 1 Portion:

- 50 g Haferflocken
- 200 ml Milch (oder ungesüßter Pflanzendrink)
- Salz
- ½ Banane
- 1 EL Magerquark
- ½ TL Zimt
- 1 TL Kurkumapulver
- 1 EL Nussmus (nach Belieben)
- ½ Apfel
- 1 Handvoll Himbeeren
- 1 EL Nusskerne (gehackt)

Zubereitung:

Haferflocken mit Milch und einer Prise Salz 5 Minuten quellen lassen. Danach bei mittlerer Hitze unter ständigem Rühren aufkochen. Hitze reduzieren und etwa 4 Minuten köcheln lassen, bis eine cremige Konsistenz entsteht. Banane schälen, zerdrücken und dazugeben. Magerquark, Zimt, Kurkuma und Nussmus einrühren. Apfel klein schneiden und zusammen mit den Himbeeren und den gehackten Nüssen darüberstreuen.

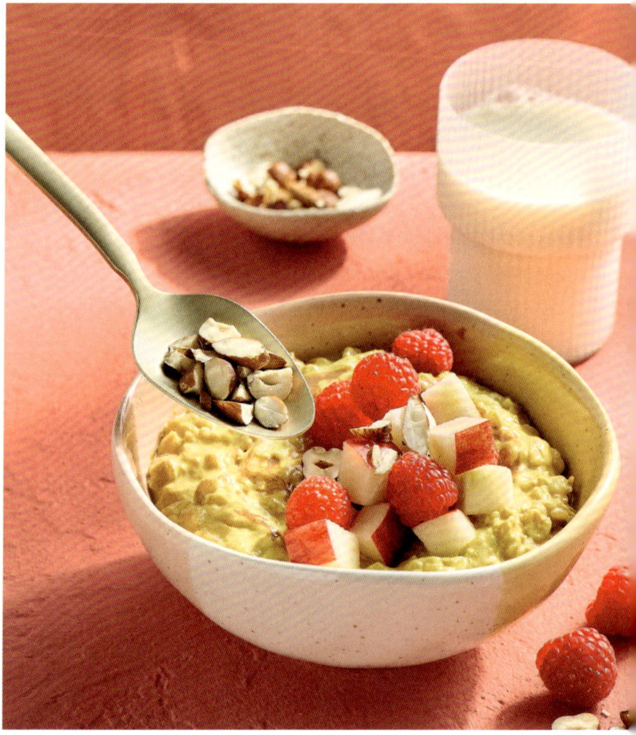

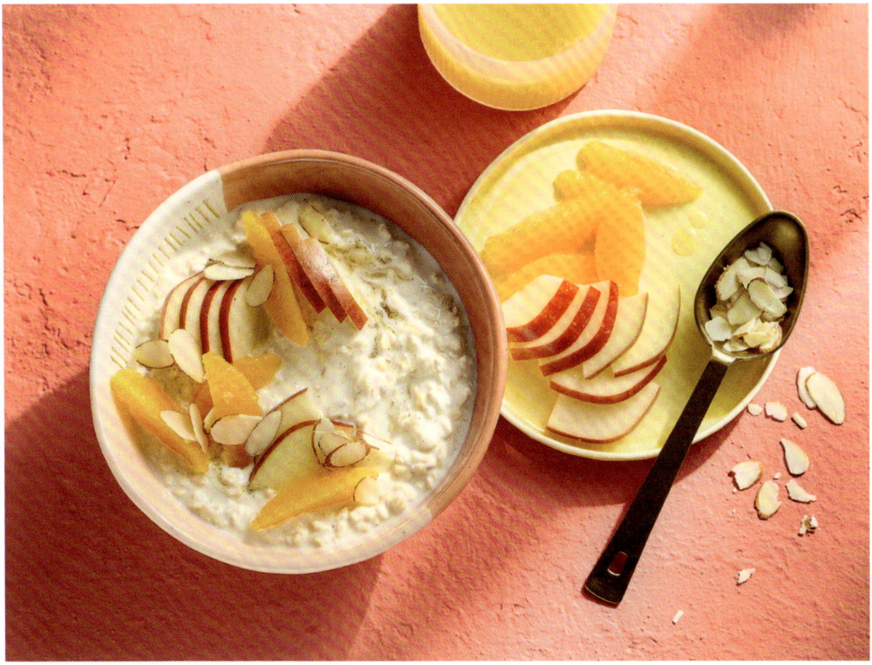

Fruchtiger Flockenmix

Zutaten für 1 Portion:

- 100 ml Orangensaft
- 80 g Haferflocken
- 150 g Joghurt (1,5 % Fett)
- etwas Vanilleextrakt
- 1 Orange
- 1 kleiner Apfel
- 2 TL Mandelblättchen

Zubereitung:

Orangensaft über die Haferflocken geben und vermengen. Joghurt und Vanilleextrakt unterrühren. Orange schälen. Orange und Apfel in Stücke schneiden und auf den Flockenmix geben. Mit Mandelblättchen bestreuen.

Tipp:

Statt Joghurt kann man auch 100 ml Buttermilch, Kefir oder Haferdrink (mit Kalzium angereichert, ungesüßt) verwenden.

Fitness-Smoothie

Zutaten für 1 Portion:

- 150 g Magerquark
- 150 ml Milch (oder Pflanzendrink mit Kalzium angereichert, ungesüßt)
- 20 g Haferflocken
- 1 TL Flohsamenschalen
- 1 TL Kurkumapulver
- 1 Banane
- 100 g Beeren
- 1 EL Nussmus (nach Belieben)
- 1 TL Honig (oder Ahornsirup)
- 1 Prise Zimt
- 3 bis 4 Eiswürfel

Zubereitung:

Alle Zutaten in einem Mixer pürieren, bis eine cremige Konsistenz entsteht. Bei Bedarf können noch etwas Milch bzw. Pflanzendrink oder Wasser hinzugefügt werden.

Tipp:

Um eine cremigere Konsistenz zu erreichen, kann die Banane vorher über Nacht tiefgefroren werden.

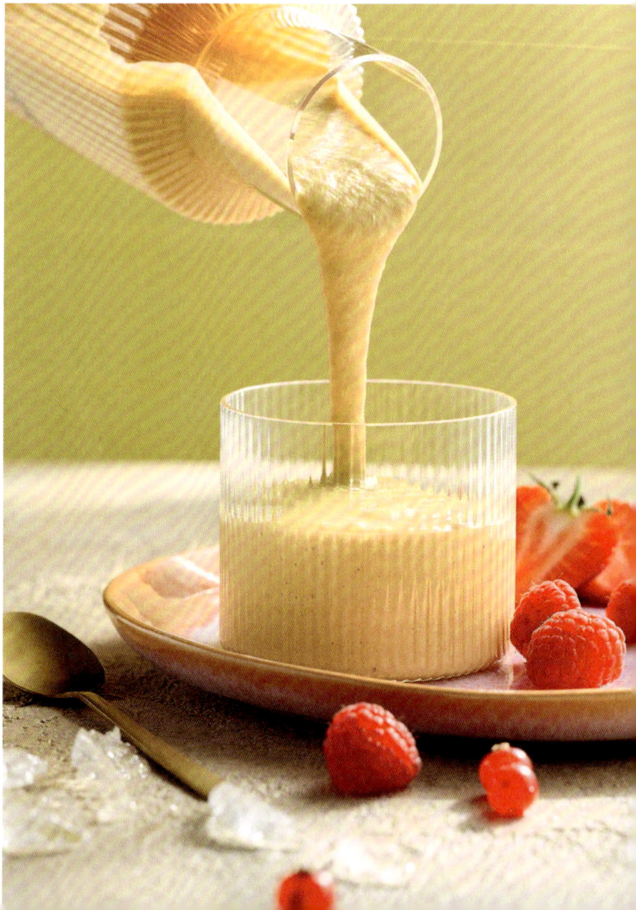

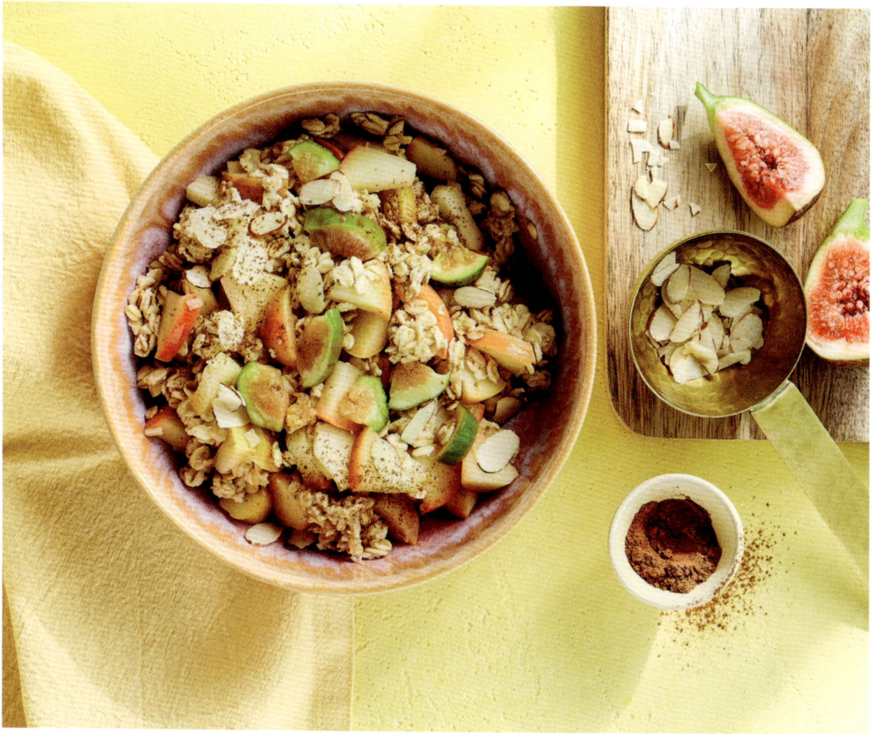

Zimtige Apfelflocken

Zutaten für 1 Portion:

- 1 Apfel
- 1 Feige
- 10 g Ingwer
- 80 g Haferflocken
- 1 TL Zimt
- 2 TL Mandelblättchen

Zubereitung:

Apfel und Feige waschen und in kleine Stücke schneiden. Ingwer fein hacken. Alle Zutaten in einen Topf geben und 125 ml Wasser zufügen. Bei kleiner Hitze 10 bis 15 Minuten köcheln lassen. Topf von der Herdplatte nehmen und Flocken unterrühren. Mit Zimt und Mandelblättchen bestreuen.

Guten-Morgen-Bowl

Zutaten für 1 Portion:

- 115 g probiotischer Naturjoghurt (1,5 oder 3,5 % Fett)
- 1 TL Kurkumapulver
- 1 TL Leinsamen (geschrotet)
- 20 g Quinoa
- 1 Apfel
- 1 Kiwi Gold
- 50 g frische Beeren (nach Belieben)

Zubereitung:

Joghurt, Kurkuma und Leinsamen mischen und 15 Minuten in einer Schüssel quellen lassen. Währenddessen Quinoa knapp mit kochendem Wasser bedecken und etwa 15 Minuten bei geringer Hitze garen. Anschließend abgießen, kalt abspülen und im Sieb abtropfen lassen. Apfel waschen, Kiwi schälen. Beides in kleine Würfel schneiden. Beeren waschen, verlesen und ggf. klein schneiden. Quinoa in eine Schüssel geben, Joghurtmischung darüber verteilen und mit den Früchten toppen.

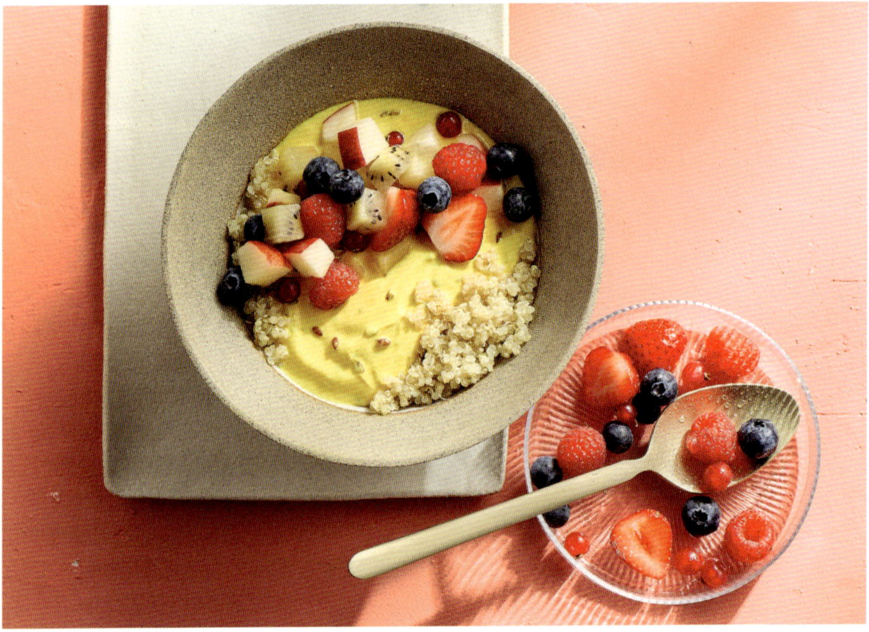

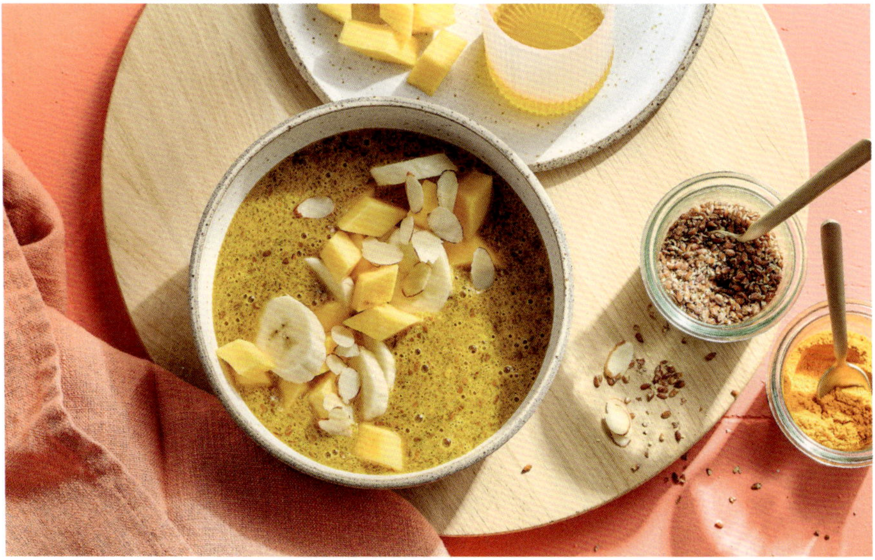

Leinsamenpudding

Zutaten für 1 Portion:

- 3 EL Leinsamen (geschrotet)
- 1 TL Flohsamenschalen
- ¼ l Haferdrink (mit Kalzium angereichert, ungesüßt)
- ½ TL Zimt
- 1 TL Kurkumapulver
- 1 TL Leinöl
- ½ Mango
- ½ Banane
- 1 EL Mandelblättchen

Vorbereitung:

Leinsamen, Flohsamen, Haferdrink, Zimt und Kurkuma verrühren und über Nacht in den Kühlschrank stellen. Es entsteht eine puddingartige Masse.

Zubereitung:

Leinöl zum Leinsamenpudding geben und verrühren. Mangofruchtfleisch würfeln. Banane schälen, in Scheiben schneiden. Früchte auf Leinsamenpudding verteilen und Mandelblättchen darüberstreuen.

Goldene Milch

Zutaten für 2 Portionen:

- 4 Kurkumawurzeln (daumengroß)
- 1 Stück Ingwer (daumengroß)
- 600 ml Pflanzenmilch
- 1 EL Agavendicksaft (oder Ahornsirup)
- 1 TL Kokosöl
- 1 TL schwarzer Pfeffer (gemahlen)
- 1 TL Kardamom (gemahlen)
- 1 TL Zimtpulver

Zubereitung:

Kurkuma und Ingwer waschen, schälen und klein hacken. Alle Zutaten mit einem Stabmixer pürieren und anschließend in einem Topf 5 Minuten köcheln lassen.

Tipp: Da das Kurkumin sehr stark färbt, verwenden Sie besser Einmalhandschuhe zum Schälen und Zerkleinern.

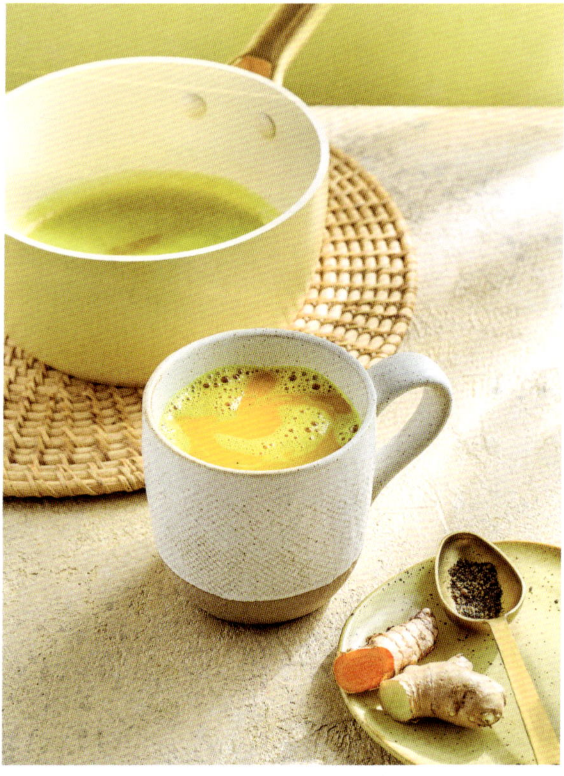

Heißhungerkiller

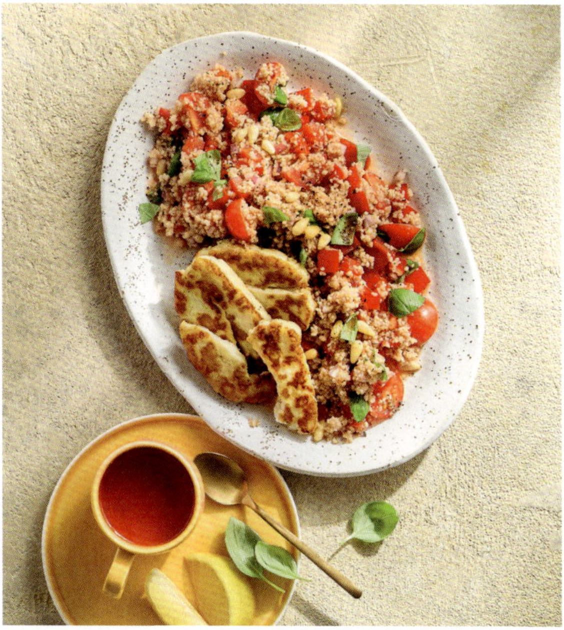

Zutaten für 1 Portion:

- 50 g Couscous
- ½ Paprika (rot oder grün)
- ½ kleine rote Zwiebel
- 3 bis 4 Kirschtomaten
- 75 g Halloumi
- 1 TL Olivenöl (zum Braten geeignet)
- Salz und Pfeffer
- Paprikapulver
- 10 g Pinienkerne
- etwas Basilikum (gehackt)

Dressing:

- Gemüsebrühe (siehe S. 168; 100 ml Variante 1 oder 50 ml Variante 2)
- 40 ml Tomatensaft (oder 1 EL Tomatenmark)
- etwas Zitronen- oder Limettensaft
- 1 TL Agavendicksaft

Zubereitung:

Couscous in eine Schüssel geben, mit kochendem Wasser knapp übergießen und verschlossen 10 Minuten stehen lassen, zwischendurch 1- bis 2-mal umrühren. Währenddessen Paprika und Zwiebel klein schneiden, Kirschtomaten vierteln. Den Halloumi in Scheiben schneiden. Olivenöl in eine Pfanne geben und den Halloumi etwa 5 Minuten darin anbraten. Die Zutaten für das Dressing in einer Tasse mischen. Gemüse und Dressing zum Couscous geben und unterrühren. Mit Salz, Pfeffer und Paprikapulver abschmecken. Mit Pinienkernen und Basilikum garnieren.

Asiatisches Curry to go

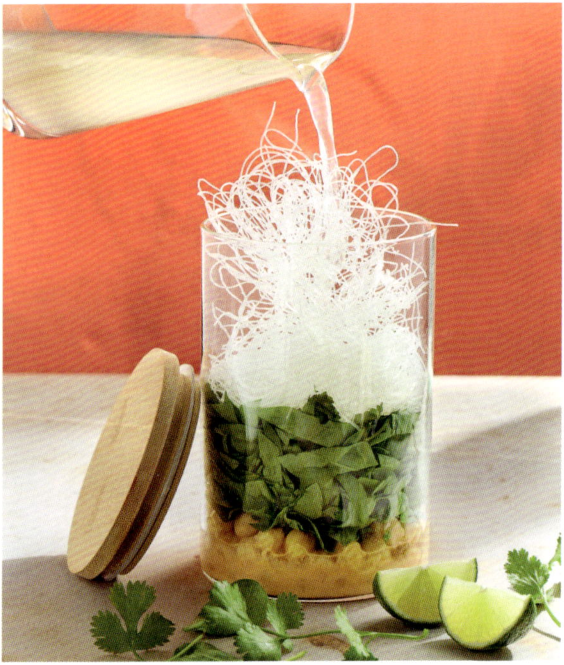

Zutaten für 1 Portion:

- 50 g Kichererbsen (aus dem Glas)
- 1 Handvoll Spinat
- 60 ml Kokosmilch (fettreduziert)
- 1 TL Agavendicksaft
- 1 TL rote Currypaste
- etwas Zitronen- oder Limettensaft
- 2 EL Korianderblätter (gehackt)
- 50 g Glasnudeln
- Gemüsebrühe (siehe S. 168; 100 ml Variante 1 oder 50 ml Variante 2)

Zubereitung:

Kichererbsen abgießen und in ein verschließbares Glas geben. Spinat waschen, im Sieb abtropfen lassen, in dünne Streifen schneiden und ebenfalls ins Glas geben. Kokosmilch, Agavendicksaft und Currypaste verrühren und dazugeben. Koriander und Zitronen- bzw. Limettensaft darüberträufeln. Mit den Glasnudeln toppen. Vor dem Verzehr 100 ml Gemüsebrühe und 100 ml Wasser zum Kochen bringen und ins Glas gießen. Gut umrühren, Deckel schließen und 5 bis 10 Minuten ziehen lassen.

Wohlfühlcurry

Zutaten für 2 Portionen:

- 10 bis 20 g Ingwer
- 1 Zucchini
- 1 Paprika (rot oder grün)
- 100 g rote Linsen
- 100 g Kichererbsen (aus dem Glas)
- 1 EL Olivenöl (zum Braten geeignet)
- 1 TL Currypulver
- ¼ TL Kreuzkümmel
- ¼ TL Zimt
- 200 ml Kokosmilch (fettreduziert)
- Gemüsebrühe (siehe S. 168; 100 ml Variante 1 oder 50 ml Variante 2)
- Salz und Pfeffer
- etwas Zitronen- oder Limettensaft

Zubereitung:

Ingwer schälen und klein würfeln. Zucchini und Paprika in Würfel schneiden. Rote Linsen in ein Sieb geben und abspülen. Kichererbsen abgießen. Olivenöl in einer Pfanne kurz erhitzen und Ingwer darin anbraten. Currypulver, Kreuzkümmel und Zimt dazugeben. Kokosmilch, Gemüsebrühe, Zucchini und Paprika, rote Linsen und Kichererbsen in die Pfanne geben und kurz aufkochen. Curry bei mittlerer Hitze unter gelegentlichem Rühren 15 Minuten köcheln lassen, bis die roten Linsen weich sind. Bei Bedarf noch etwas Wasser oder Kokosmilch zugeben. Salzen, pfeffern und mit Zitronen- bzw. Limettensaft beträufeln.

Tipp: Mit frischer Petersilie oder Korianderblättern garnieren.

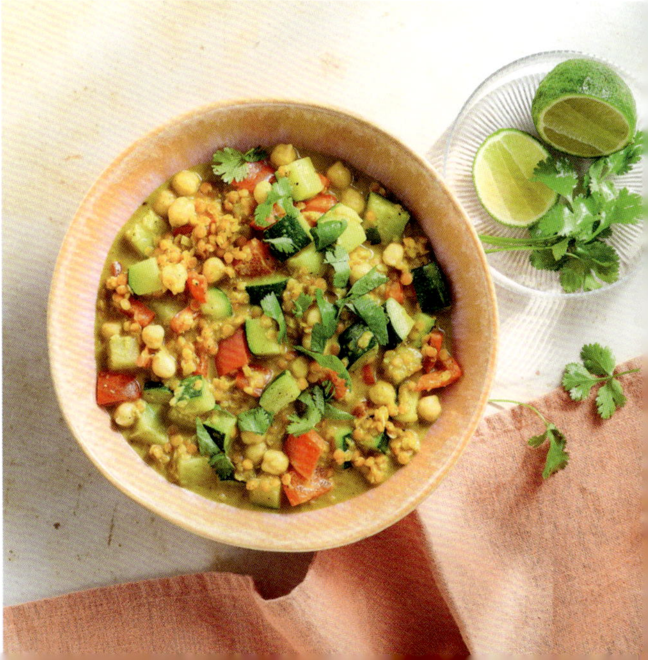

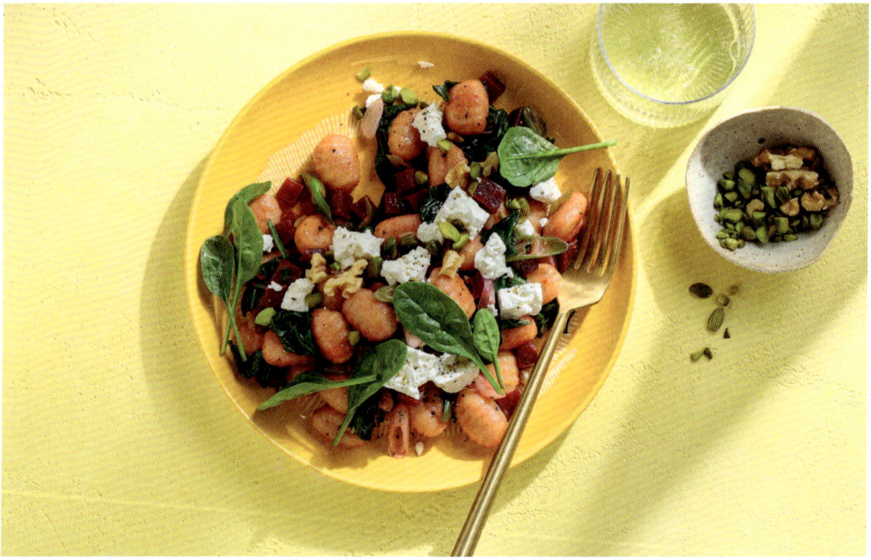

Pinke Gnocchi

Zutaten für 2 Portionen:

- 300 g Gnocchi (Fertigprodukt)
- 50 g frischer Spinat
- 1 Lauchzwiebel
- 80 g Rote Bete (vorgegart und vakuumiert)
- 1 EL Rapsöl
- Salz und Pfeffer
- 50 g Feta
- 40 g Pistazien (gehackt)
- 1 EL Walnüsse (gehackt)

Zubereitung:

Gnocchi nach Packungsanweisung zubereiten. Spinat und Lauchzwiebel waschen und klein schneiden. Rote Bete in kleine Würfel oder Stifte schneiden. Lauchzwiebelringe mit Rapsöl in einer Pfanne etwa 1 Minute anbraten. Gekochte Gnocchi, Spinat und Rote Bete dazugeben und für 1 bis 2 Minuten mitbraten. Salzen und pfeffern. Auf tiefe Teller geben, Feta grob zerteilen und darüberstreuen und mit Pistazien und Walnüssen garnieren.

Grünes Kraftpaket

Zutaten für 2 Portionen:

- 160 g Langkornwildreis-Mischung
- 2 EL Rapsöl (zum Braten geeignet)
- 400 g grüne Bohnen (TK oder frisch)
- 500 g braune Champignons
- 1 Tomate
- Salz und Pfeffer
- 1 EL Zitronenabrieb (Bioqualität)
- 4 EL geriebener Käse

Zubereitung:

Den Langkornwildreis nach Packungsanweisung zubereiten. Währenddessen Rapsöl in einer Pfanne kurz erhitzen. Bohnen zugeben und etwa 5 bis 10 Minuten dünsten. Champignons in Scheiben schneiden und zugeben. Bei mittlerer Hitze unter regelmäßigem Rühren 20 Minuten köcheln lassen. Tomate in kleine Würfel schneiden und dazugeben. Salzen und pfeffern und mit Zitronenabrieb bestreuen. Pfanne vom Herd nehmen, Reibekäse hinzufügen und unterheben. Gemeinsam mit dem Reis servieren, wenn der Käse geschmolzen ist.

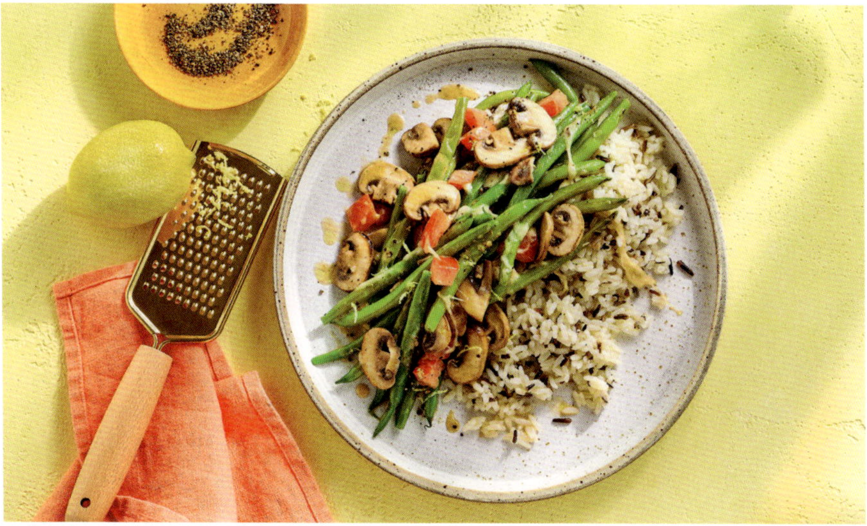

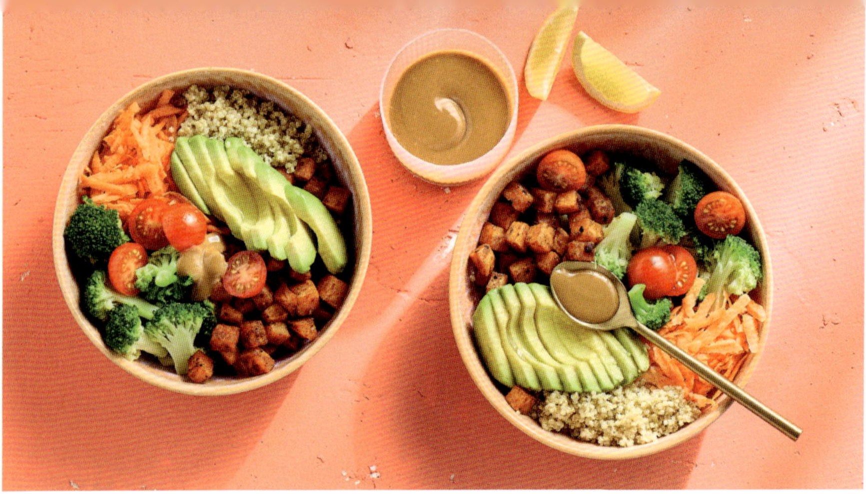

Happiness-Bowl

Zutaten für 2 Portionen:

- 30 g Quinoa
- Salz und Pfeffer
- 1 kleine Süßkartoffel
- 1 EL Olivenöl (zum Braten geeignet)
- 1 TL Paprikapulver
- 1 TL Kreuzkümmel
- ½ kleiner Brokkoli
- 3 bis 4 Kirschtomaten
- 1 Avocado
- 1 Möhre
- 2 EL Tahin (Sesampaste)
- 1 TL Zitronensaft
- 1 TL Ahornsirup
- 1 EL Sojasauce

Zubereitung:

Quinoa in einem Sieb abspülen und mit etwa 100 ml Wasser und einer Prise Salz in einem Topf aufkochen. Hitze reduzieren und etwa 15 Minuten köcheln lassen, bis das Wasser vollständig aufgesogen wurde. Quinoa von der Herdplatte nehmen und 5 Minuten quellen lassen, gelegentlich mit einer Gabel auflockern. Währenddessen Süßkartoffel schälen und in kleine Würfel schneiden. Kartoffelwürfel mit Olivenöl, Paprikapulver, Kreuzkümmel, Salz und Pfeffer vermengen. Süßkartoffelwürfel auf einem Backblech verteilen und bei 200 °C (Ober-/Unterhitze) etwa 20 Minuten backen, bis sie weich sind. Währenddessen Brokkoli in kleine Röschen zerteilen und in einem Topf mit kochendem Wasser etwa 3 bis 5 Minuten blanchieren, dann mit kaltem Wasser abschrecken. Kirschtomaten halbieren, Avocadofruchtfleisch in Streifen schneiden, Möhre schälen und raspeln. Tahin, Zitronensaft, Ahornsirup, Sojasauce und 3 EL Wasser zu einem Dressing verrühren. Quinoa und Gemüse auf zwei Schüsseln verteilen und das Dressing über die Bowl geben.

Zitronen-Kräuter-Rotbarsch

Zutaten für 2 Portionen:

- 400 g Kartoffeln (geschält)
- 2 Rotbarschfilets (à 200 g)
- Salz, Pfeffer
- 1 EL Olivenöl (zum Braten geeignet)
- 1 EL Butter
- Saft von ½ Zitrone
- 1 EL Zitronenabrieb (Bioqualität)
- 1 TL frische Kräuter
- 150 g TK-Erbsen (aufgetaut)
- ¼ l Kuhmilch (3,5 % Fett)
- 2 bis 3 EL weiche Butter
- etwas frisch geriebene Muskatnuss

Zubereitung:

Die Kartoffeln in reichlich Salzwasser etwa 20 Minuten bei mittlerer Hitze kochen, bis sie weich sind. Währenddessen Rotbarschfilets unter kaltem Wasser abspülen, trocken tupfen und mit Salz und Pfeffer würzen. Öl in einer Pfanne erhitzen, Rotbarschfilets 3 bis 4 Minuten anbraten. Die Filets wenden, Butter dazugeben und nochmals 2 bis 3 Minuten bei mittlerer Hitze weiterbraten. Zitronensaft, Zitronenabrieb und frische Kräuter vermischen. Rotbarschfilets mit Zitronen-Kräuter-Marinade beträufeln. Die Kartoffeln nach Ende der Garzeit abgießen und die Erbsen in den Topf dazugeben. Kartoffeln und Erbsen mit einem Kartoffelstampfer zu Brei verarbeiten. Für eine cremige Konsistenz Milch und Butter unterrühren und bei mittlerer Hitze 1 bis 2 Minuten unter gelegentlichem Rühren köcheln lassen. Mit Muskatnuss, Salz und Pfeffer abschmecken. Püree auf zwei Tellern verteilen und Rotbarschfilets daneben platzieren.

Tipp: Beim Fischkauf auf MSC- oder ASC-Siegel achten.

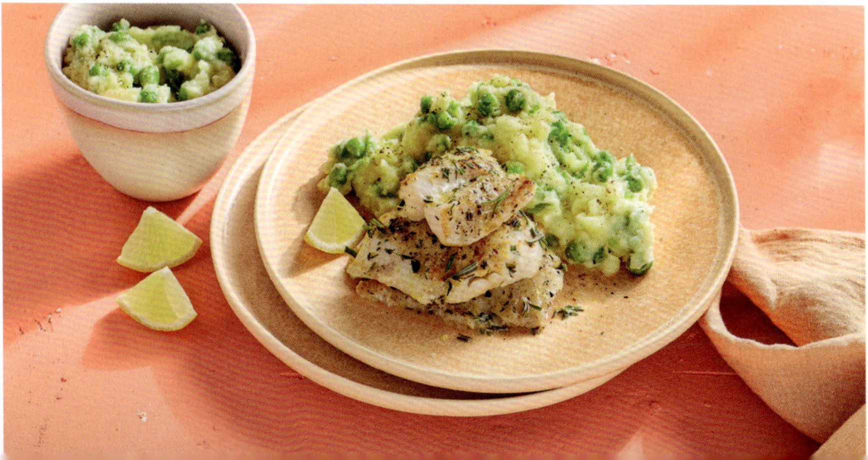

Gekräuterter Wildlachs

Zutaten für 2 Portionen:

- 2 EL Olivenöl
- 1 TL Dijonsenf
- 1 TL Honig
- 1 Spritzer Zitronensaft
- 1 EL Zitronenabrieb (Bioqualität)
- 2 EL frische Kräuter (gehackt)
- Salz, Pfeffer
- 2 Wildlachsfilets (à 150 g)
- 1 Fenchelknolle
- 2 Orangen
- 1 TL Weißweinessig
- 1 TL Honig
- 1 bis 2 EL Pinienkerne (geröstet)

Zubereitung:

1 EL Öl, Senf, Honig, Zitronensaft und -abrieb, 1 EL Kräuter zu einer Marinade verrühren und mit Salz und Pfeffer würzen. Die Lachsfilets in eine Auflaufform geben, mit der Marinade einreiben und 10 Minuten ruhen lassen. Währenddessen Backofen auf 200 °C (Ober-/Unterhitze) vorheizen. Filets nach Ende der Marinierzeit 12 bis 15 Minuten im Ofen garen. In der Zwischenzeit die Fenchelknolle waschen, Strunk entfernen und in hauchdünne Scheiben schneiden. Orangen schälen und die Filets herauslösen, dabei den Saft auffangen. Orangensaft, Honig, 1 EL Olivenöl, 1 EL Kräuter und Weißweinessig vermischen. Fenchel und Orangenfilets in einer Schüssel vermengen und das Dressing darübergeben. Den Salat mit Salz und Pfeffer würzen und mit Pinienkernen toppen. Die Lachsfilets nach Ende der Garzeit aus dem Ofen nehmen und mit dem Fenchel-Orangen-Salat auf zwei Tellern anrichten.

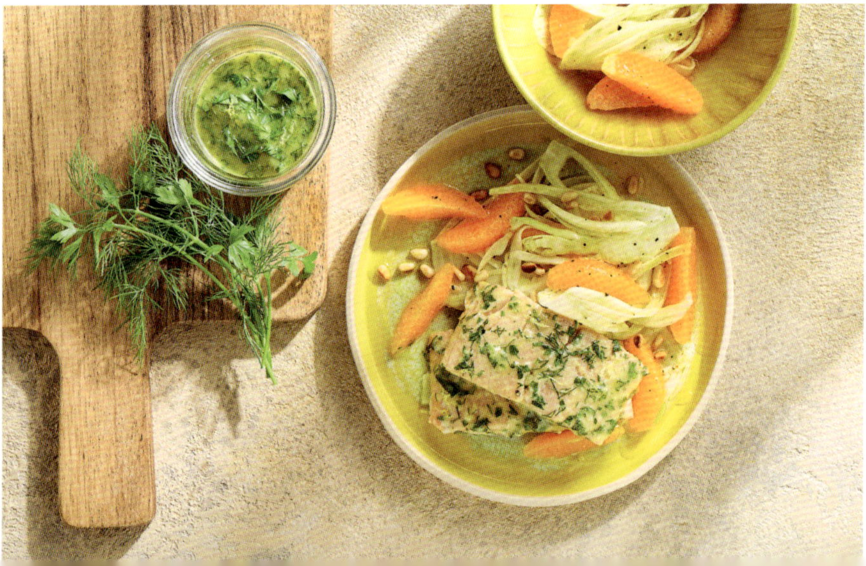

Zanderfilet auf Ofengemüse

Zutaten für 2 Portionen:

- 1 kleine Zucchini
- 1 Möhre
- 1 rote Paprika
- 100 g Feta
- 6 Kirschtomaten
- 2 EL Olivenöl (zum Braten geeignet)
- 1 TL Ahornsirup
- ½ TL Paprikapulver
- Salz, Pfeffer
- 2 Zanderfilets (à 150 g)
- 1 EL Mehl
- 3 Zweige Thymian
- eine Handvoll Schnittlauchröllchen

Zubereitung:

Backofen auf 200 °C (Ober-/Unterhitze) vorheizen. Zucchini und Möhre in dünne Scheiben schneiden. Paprika und Feta würfeln. Kirschtomaten halbieren. 1 EL Olivenöl, Ahornsirup, Paprikapulver, Salz und Pfeffer zu einer Marinade verrühren und mit dem Gemüse vermengen. Das marinierte Gemüse auf einem Backblech verteilen und etwa 10 bis 15 Minuten backen, bis es leicht gebräunt ist. Währenddessen Zanderfilets kalt abspülen, mit Küchenkrepp trocknen, salzen, pfeffern und in Mehl wenden. 1 EL Öl in der Pfanne erhitzen, Thymianzweige dazugeben und die Zanderfilets etwa 4 bis 5 Minuten auf der Hautseite anbraten. Fisch wenden und die Pfanne von der Platte nehmen. Die Resthitze reicht aus, um die Filets fertig zu garen. Kurz vor Ende der Backzeit den Feta über das Ofengemüse verteilen. Fisch und Gemüse auf zwei Tellern anrichten und mit Schnittlauchröllchen bestreuen.

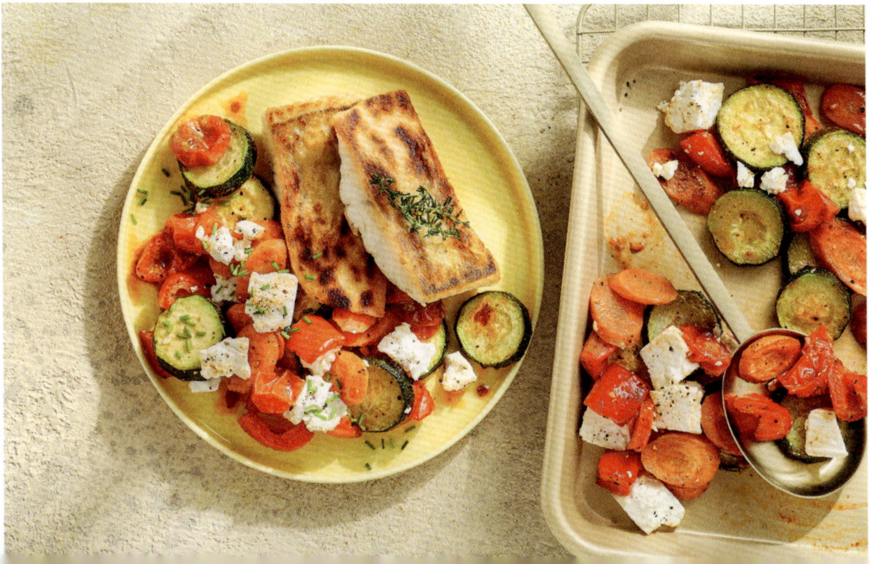

Hähnchen-Brokkoli-Auflauf

Zutaten für 2 Portionen:

- 2 Hähnchenbrustfilets
- 3 EL Rapsöl (zum Braten geeignet)
- ½ TL Paprikapulver
- Salz und Pfeffer
- 600 g Brokkoli
- 250 g braune Champignons
- Gemüsebrühe (siehe S. 168; 200 ml Variante 1 oder 100 ml Variante 2)
- 50 ml fettreduzierte Schlagsahne
- 100 g Reibekäse

Zubereitung:

Hähnchenbrustfilets in dünne Streifen schneiden. 1 EL Rapsöl, Paprikapulver, Salz und Pfeffer vermischen und die Hähnchenstreifen darin 10 Minuten marinieren. Währenddessen Brokkoli in Röschen zerteilen, die Stiele schälen und in dünne Scheiben schneiden. Brokkoli in Salzwasser etwa 3 bis 5 Minuten blanchieren und danach mit kaltem Wasser abschrecken. Champignons putzen und in dünne Scheiben schneiden. 2 EL Öl in der Pfanne erhitzen. Hähnchenstreifen nach der Marinierzeit darin etwa 5 Minuten bei starker Hitze anbraten und aus der Pfanne nehmen. Anschließend Champignons in der gleichen Pfanne etwa 5 bis 7 Minuten anbraten. Gemüsebrühe und Schlagsahne dazugeben, salzen und pfeffern. Brokkoli hinzufügen und unter Rühren kurz aufkochen. Backofen auf 180 °C Ober-/Unterhitze vorheizen. Das Gemüse mit den Hähnchenstreifen in eine ofenfeste Auflaufform geben und mit Reibekäse bestreuen. Den Auflauf 15 bis 20 Minuten im Ofen backen, bis der Käse goldbraun ist.

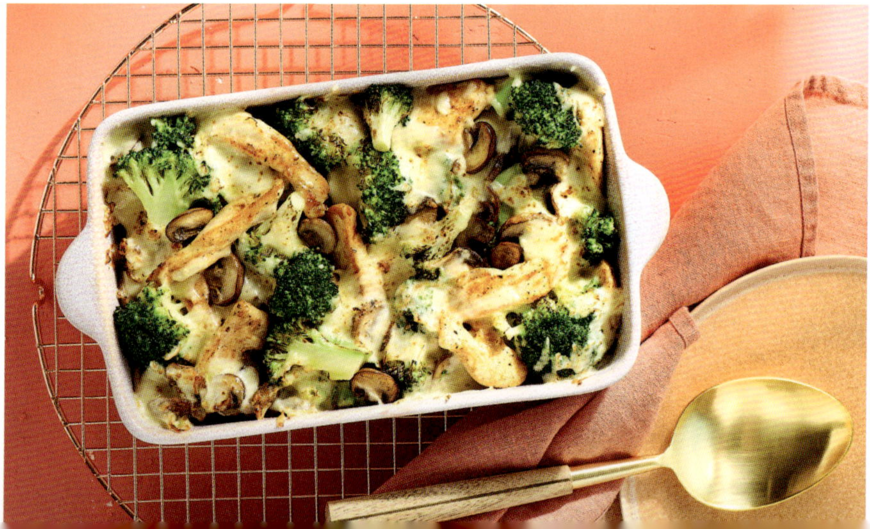

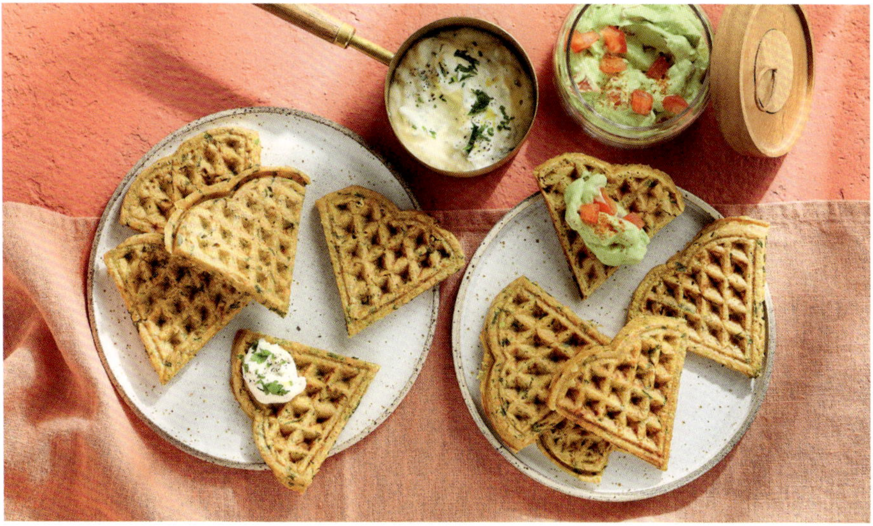

Herzhafte Gemüsewaffeln

Zutaten für 2 Portionen (ca. 6 Waffeln):

- 200 g Zucchini
- 100 g Möhren
- 120 g Buchweizenmehl
- 80 g Naturjoghurt (1,5 % Fett) oder Skyr
- 1 Ei
- eine Handvoll frische Kräuter
- Salz und Pfeffer
- 1 EL Rapsöl (zum Braten geeignet)

Zubereitung:

Zucchini und Möhren schälen, in grobe Stücke schneiden und pürieren. Mehl, Joghurt und Ei zum Möhren-Zucchini-Mix dazugeben. Kräuter unterrühren und mit Salz und Pfeffer würzen. Das Waffeleisen auf mittlerer Stufe vorheizen und beide Seiten dünn mit Öl auspinseln. Etwa 2 bis 3 EL des Teigs in das heiße Waffeleisen geben und in etwa 3 Minuten goldbraun ausbacken. Den Vorgang wiederholen, bis der Teig aufgebraucht ist.

Tipp: Als Dip für die Gemüsewaffeln eignen sich Schmand, Kräuterdip oder Guacamole (siehe Seite 166).

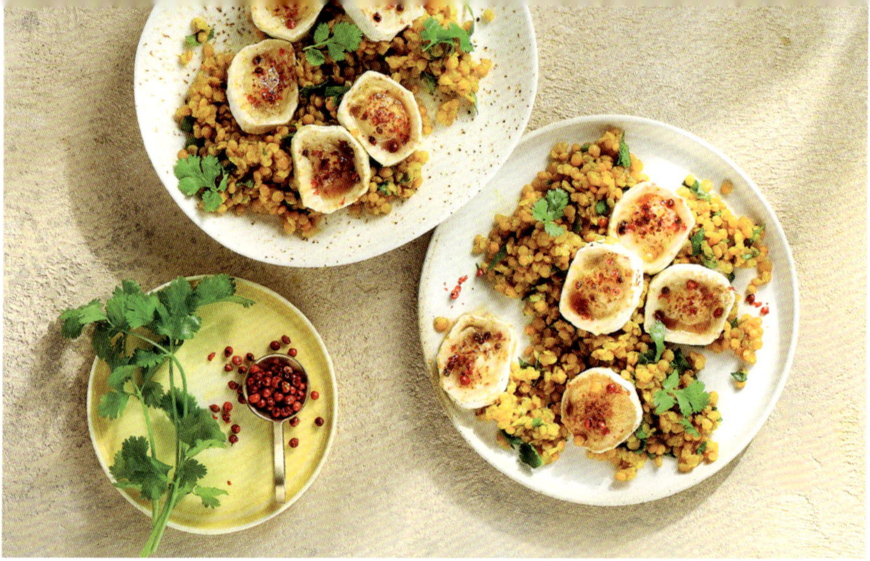

Rote Linsen mit Ziegenkäse

Zutaten für 2 Portionen:

- 100 g rote Linsen
- ½ Zwiebel
- 20 g Ingwer
- 2 EL Olivenöl (zum Braten geeignet)
- 1 TL mildes Currypulver
- Gemüsebrühe (siehe S. 168; 200 ml Variante 1 oder 100 ml Variante 2)
- 150 g Ziegenweichkäse (Rolle)
- 1 bis 2 EL brauner Zucker
- 1 TL rosa Pfefferkörner
- Salz und Pfeffer
- 1 TL Zitronensaft
- ½ Bund Koriander

Zubereitung:

Rote Linsen in einem Sieb abspülen und abtropfen lassen. Zwiebel und Ingwer schälen und in kleine Würfel schneiden. 1 EL Öl in der Pfanne erhitzen und Zwiebel und Ingwer kurz darin andünsten. Currypulver, Gemüsebrühe und Linsen dazugeben und bei kleiner Hitze unter gelegentlichem Umrühren etwa 15 Minuten garen lassen. Währenddessen Ziegenkäse in Scheiben schneiden, in eine ofenfeste Auflaufform geben, mit 1 EL Öl bestreichen, Zucker darüberstreuen und mit rosa Pfefferkörnern übermahlen. Den Käse mithilfe der Grillfunktion im Ofen kurz karamellisieren lassen. In der Zwischenzeit die Linsenmischung mit Salz, Pfeffer und Zitronensaft abschmecken. Kurz vor Ende der Garzeit Koriander waschen, trocknen, fein hacken und mit der Linsenmischung vermengen. Die roten Linsen auf zwei Teller verteilen und die Ziegenkäsescheiben darauf anrichten.

Knackiger Salat mit Nuss-Crunch

Zutaten für 2 Portionen:

- 80 g Nusskerne
- 3 EL Olivenöl (zum Braten geeignet)
- 1 EL Honig
- Salz, Pfeffer
- ½ Brokkoli
- ½ Granatapfel
- 150 g braune Champignons
- 200 g Möhren
- 1 kleine Avocado
- 1 Spritzer Zitronensaft
- 1 TL brauner Zucker

Zubereitung:

Nusskerne grob hacken. 1 EL Öl in einer Pfanne erhitzen, Honig und 1 Prise Salz hinzufügen. Nusskerne in die Pfanne geben und gut mit dem Honig vermischen. Etwa 5 Minuten bei mittlerer Hitze unter ständigem Rühren karamellisieren lassen. Anschließend Nüsse vom Herd nehmen und abkühlen lassen. Brokkoli putzen, waschen und in kleine Röschen teilen. Stiel schälen und in dünne Scheiben schneiden. Brokkoli in kochendem Salzwasser etwa 3 bis 5 Minuten blanchieren und danach mit kaltem Wasser abschrecken. Granatapfel über eine Schüssel halten und mit einem Fleischklopfer auf die Schale schlagen, bis die Kerne herausfallen. Champignons putzen und in dünne Scheiben schneiden. Möhren schälen und raspeln. Avocado halbieren, den Stein entfernen, Fruchtfleisch herauslösen und dieses in Scheiben schneiden. Brokkoli, Granatapfel, Champignons und Möhren in eine Schüssel geben. Zitronensaft, Zucker, 2 EL Öl, Salz und Pfeffer zu einem Dressing vermischen und über den Salat geben. Mit den karamellisierten Nüssen toppen.

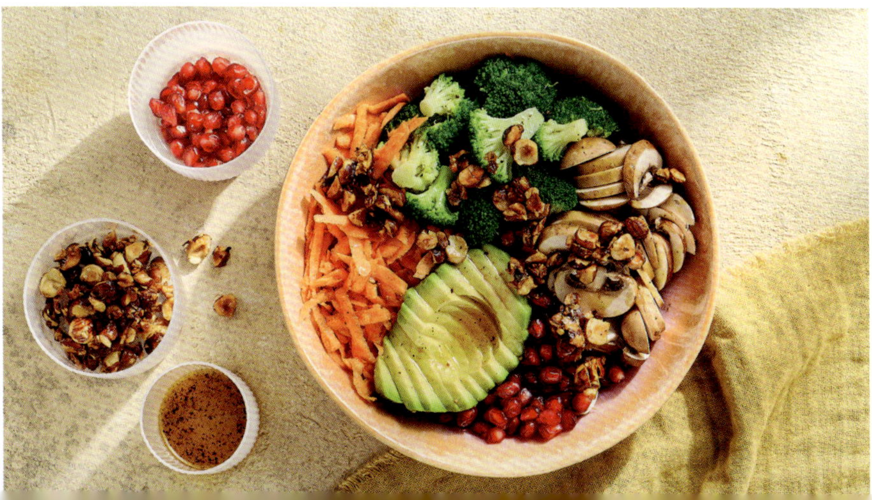

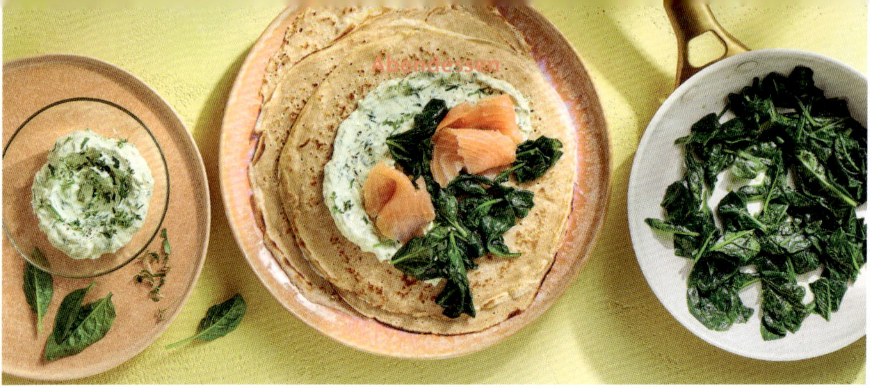

Herzhafte Crêpes

Zutaten für 2 Portionen (4 bis 5 Crêpes):

- 375 ml Milch
- 75 g Weizenmehl (Type 405)
- 75 g Vollkornweizenmehl (Type 405)
- 1 Ei
- Salz, Pfeffer
- 3 TL Rapsöl
- 100 g Spinatblätter
- 60 g Ricotta
- eine Handvoll frische Kräuter (z. B. Dill, Petersilie, Thymian, Kresse)
- 2 TL Orangensenf
- 100 g geräucherter Lachs

Zubereitung:

Milch, Mehl, Ei und 2 Prisen Salz in eine Schüssel geben und mit dem Handmixer gut verrühren, sodass der Teig keine Klümpchen mehr hat. Abgedeckt etwa 30 Minuten bei Raumtemperatur ruhen lassen, damit sich die Zutaten gut miteinander verbinden. Gelegentlich umrühren. Währenddessen Spinatblätter waschen, trocken tupfen und klein schneiden. Spinat in einer Pfanne mit 2 TL Öl etwa 1 bis 2 Minuten zusammenfallen lassen. Ricotta mit gehackten Kräutern vermengen, salzen, pfeffern und mit Orangensenf abschmecken. Nach der Ruhezeit eine beschichtete Pfanne mit 1 TL Öl auspinseln und bei mittlerer Hitze erwärmen. Eine Kelle Teig in die Pfanne gießen und die Pfanne schwenken, sodass der Boden dünn mit Teig bedeckt ist. Etwa 1 Minute braten, bis die Ränder goldbraun werden. Vorsichtig wenden und weitere 30 Sekunden bis 1 Minute auf der anderen Seite braten. Der Teig sollte sich leicht aus der Pfanne lösen lassen. Den Vorgang wiederholen, bis der Teig aufgebraucht ist. Die fertigen Crêpes mit einer dünnen Ricottaschicht bestreichen. Den warmen Spinat darauf verteilen und mit dünnen Lachsscheiben belegen.

Feigen-Ziegenkäse-Flammkuchen

Zutaten
für 3 Portionen:

- 200 g glutenfreies Mehl
- 1 TL Flohsamenschalen
- 2 EL Raps- oder Olivenöl (zum Braten geeignet)
- Salz
- 2 Feigen
- 2 Frühlingszwiebeln
- 1 EL Ahornsirup
- Saft einer ½ Zitrone
- Pfeffer
- 3 EL saure Sahne
- 150 g Ziegenweichkäse (Rolle)
- 80 g Walnusskerne (gehackt)
- 2 Zweige Rosmarin

Zubereitung:

Mehl, Flohsamenschalen, 1 EL Öl, 120 ml lauwarmes Wasser und 1 Prise Salz zu einem glatten Teig verkneten. Mit einem Tuch abdecken und etwa 15 Minuten ruhen lassen. Währenddessen Feigen und Frühlingszwiebeln waschen und in Scheiben bzw. Ringe schneiden. 1 EL Öl, Ahornsirup und Zitronensaft verrühren, salzen und pfeffern. Frühlingszwiebeln und Feigen getrennt voneinander darin marinieren. Den Backofen auf 220 °C (Ober-/Unterhitze) vorheizen. Den Teig nach der Ruhezeit auf einer leicht bemehlten Arbeitsfläche zu 3 Flammkuchen ausrollen. Saure Sahne dünn auf den Teig streichen. Ziegenkäse in Scheiben schneiden. Flammkuchen mit marinierten Feigen, Ziegenkäse und Walnüssen belegen, Rosmarinnadeln darüberstreuen und etwa 15 Minuten backen, bis der Rand goldbraun ist. Vor dem Servieren mit den marinierten Frühlingszwiebeln toppen.

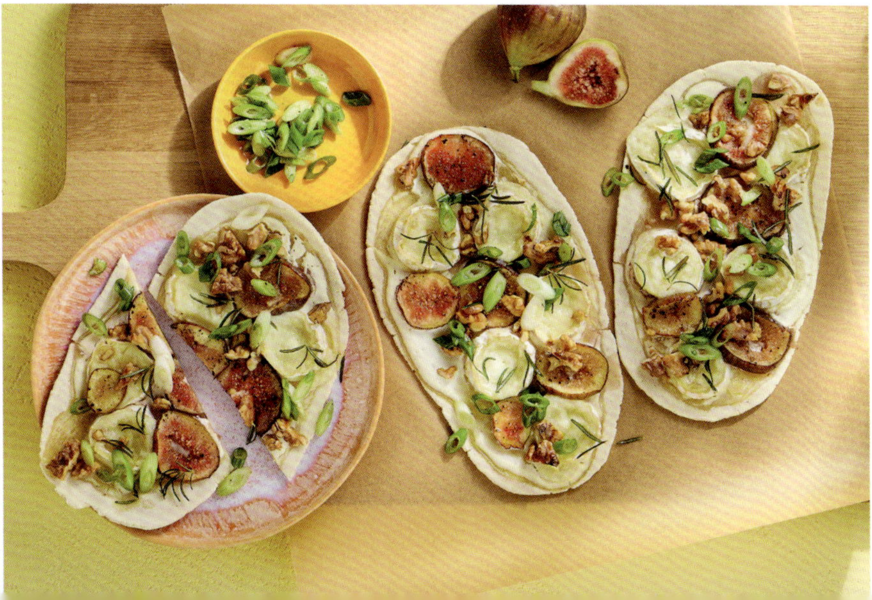

Knusperbrot

Zutaten für 1 kleines Brot:

- 200 g glutenfreies Hafermehl
- 50 g Leinsamen
- 1 TL Backpulver
- ½ TL Natron
- 1 TL Salz
- 100 g Naturjoghurt (1,5 % Fett)
- 2 Eier
- 1 EL Apfelessig
- eine Handvoll Sonnenblumenkerne

Zubereitung:

Backofen vorheizen auf 180 °C (Ober-/Unterhitze). Hafermehl, Leinsamen, Backpulver, Natron und Salz in einer großen Schüssel vermischen. Joghurt, Eier und Apfelessig in einer weiteren Schüssel verrühren. Die Joghurtmischung in die große Schüssel geben und alles gut vermengen. Falls die Konsistenz des Teigs zu dick ist, noch etwas Wasser hinzufügen. Kastenform mit Backpapier auslegen. Teig in die Form füllen, mit Sonnenblumenkernen bestreuen und etwa 40 Minuten backen, bis die Kruste goldbraun ist.

Tipp: Der Linsenaufstrich (siehe Seite 166) passt sehr gut zum Knusperbrot!

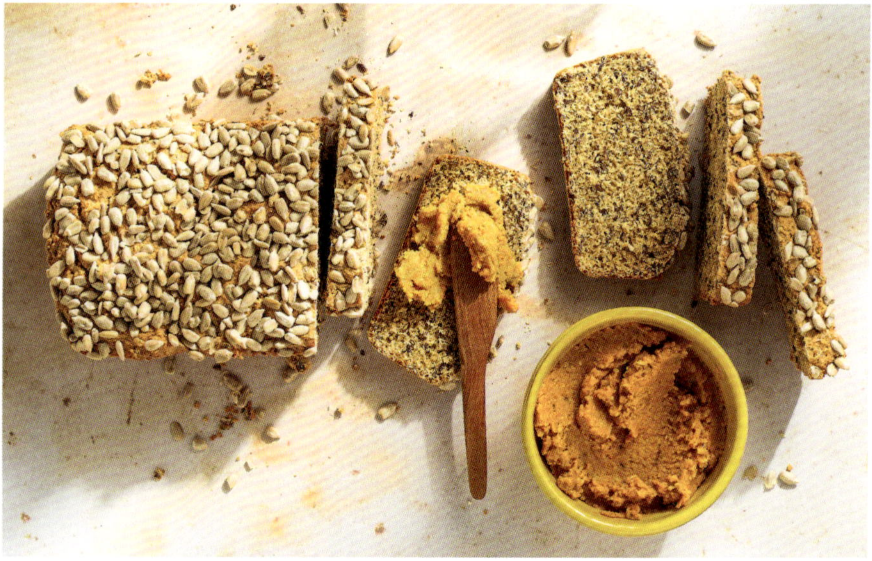

Glasnudelsuppe

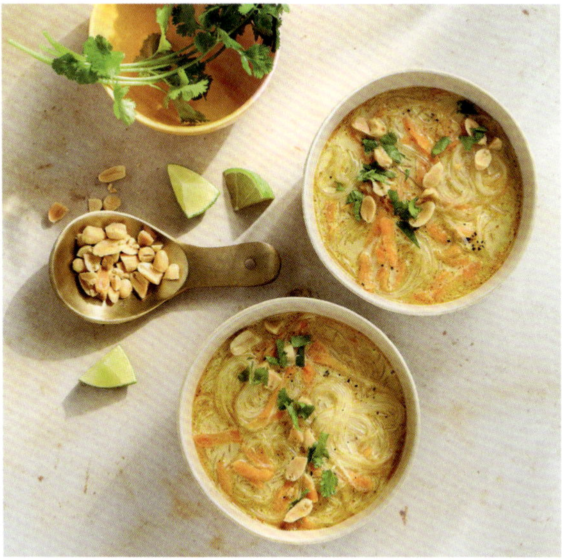

Zutaten für 2 Portionen:

- 100 g Glasnudeln
- 2 Möhren
- 1 Stück Ingwer (ca. 2 cm)
- 1 EL Rapsöl
- 1 EL gelbe Currypaste
- Gemüsebrühe (siehe S. 168; 200 ml Variante 1 oder 100 ml Variante 2)
- 200 ml Kokosmilch (fettreduziert)
- Salz und Pfeffer
- 1 TL Sojasauce
- 1 TL Limettensaft
- 1 Handvoll frische Kräuter (z. B. Koriander)
- 1 TL Sesam (oder 1 EL Erdnusskerne)

Zubereitung:

Die Glasnudeln in eine Schüssel geben, mit heißem Wasser übergießen und etwa 5 Minuten einweichen. Anschließend abgießen und zugedeckt stehen lassen. Die Möhren schälen und raspeln. Den Ingwer in kleine Würfel schneiden. Das Rapsöl in einem Topf erhitzen. Den Ingwer darin kurz anbraten. Die Currypaste unterrühren und kurz mitrösten. Möhren, 600 ml Wasser und Gemüsebrühe zugeben und etwa 5 Minuten köcheln lassen. Die Kokosmilch hinzufügen und mit Salz, Pfeffer, Sojasauce und Limettensaft abschmecken. Die Glasnudeln dazugeben und etwa 2 Minuten in der Suppe ziehen lassen. Vor dem Servieren frische Kräuter und Sesam bzw. Erdnusskerne darüberstreuen.

Bunter Kichererbsensalat

Zutaten für 2 Portionen:

- 1 Glas Kichererbsen (350 g, Abtropfgewicht 250 g)
- 1 rote Paprika
- 1 Tomate
- 50 g Feta
- 15 g Rucola
- 1 EL Kapern
- 1 TL Pfefferminze (gehackt)
- 2 EL grüne Oliven
- 1 EL Pinienkerne
- 3 EL Olivenöl
- Salz und Pfeffer

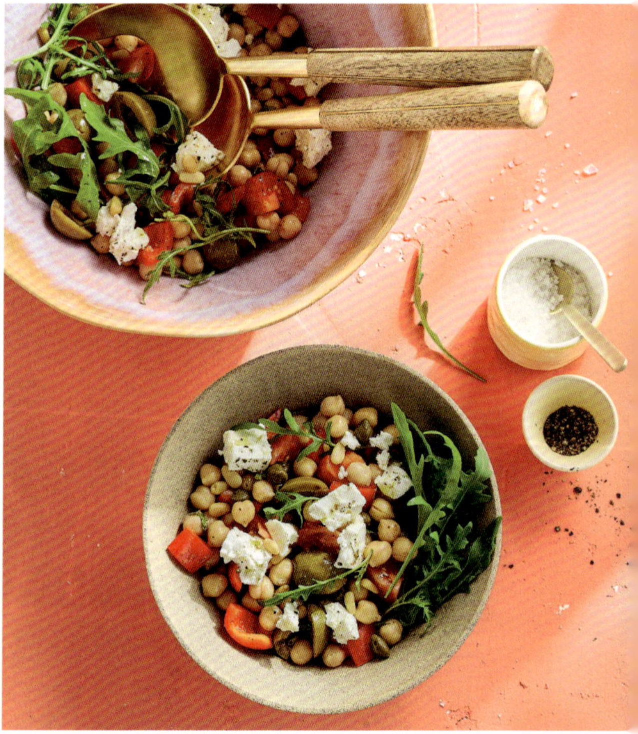

Zubereitung:

Die Kichererbsen mit reichlich kaltem Wasser abspülen, im Sieb abtropfen lassen und in eine Schüssel geben. Paprika und Tomate waschen. Die Paprika entkernen und in kleine Würfel schneiden. Die Tomate klein schneiden. Den Feta würfeln. Alle Zutaten zu den Kichererbsen geben und gut vermengen. Salzen und pfeffern. Vor dem Servieren etwa 30 Minuten durchziehen lassen.

Kichererbsen-Schoko-Creme

Zutaten für 2 Portionen:

- 1 Glas Kichererbsen (350 g, Abtropfgewicht 250 g)
- 2 EL Ahornsirup
- 40 g Naturjoghurt (1,5 oder 3,5 % Fett)
- ½ TL Zimtpulver
- 2 EL Mandelmus
- 30 g Bitterschokolade (mind. 85 % Kakao)
- 15 g (gesalzene) Mandeln oder Pistazien

Zubereitung:

Die Kichererbsen mit reichlich kaltem Wasser abspülen, im Sieb abtropfen lassen. Kichererbsen, Ahornsirup, Joghurt, Zimt und Mandelmus in einen Mixbecher geben und mit einem Mixstab fein pürieren. Bitterschokolade und Mandeln bzw. Pistazien hacken und ebenfalls unterheben.

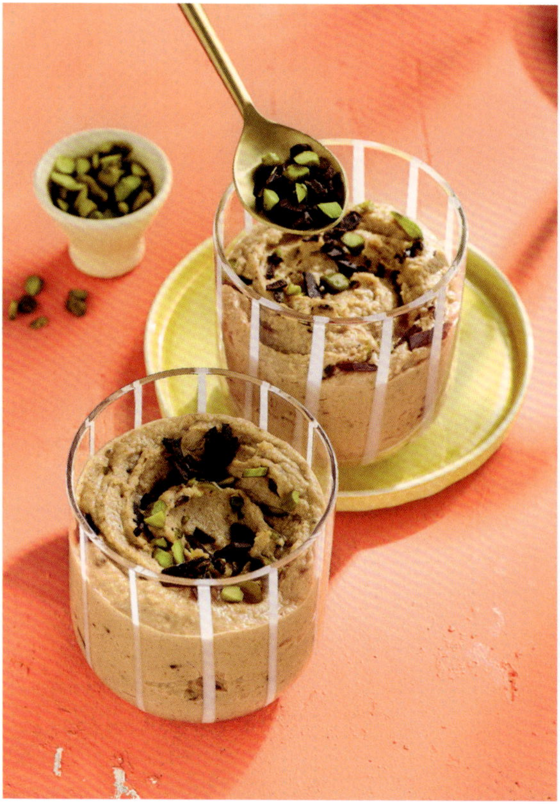

DIPS & AUFSTRICHE

Guacamole

Zutaten für 2 Portionen:

- 1 Tomate
- 1 kleine Avocado
- Saft von ½ Limette oder Zitrone
- 1 bis 2 EL Crème fraîche
- Salz
- ¼ TL Paprikapulver (rosenscharf)

Zubereitung:
Tomate 30 Sekunden in kochendes Wasser legen, mit kaltem Wasser abschrecken, häuten, entkernen und würfeln. Avocado halbieren, Kern entfernen, Fruchtfleisch mit Löffel herausnehmen. Avocado mit Limetten- bzw. Zitronensaft und Crème fraîche pürieren. Tomate unterheben. Mit 1 Prise Salz und Paprikapulver abschmecken.

Linsenaufstrich

Zutaten für 2 Portionen:

- 40 g rote Linsen (getrocknet)
- 2 Möhren (160 g)
- 50 g Nüsse oder Kerne
- Gemüsebrühe (siehe S. 168; 100 ml Variante 1 oder 50 ml Variante 2)
- 1 kleine rote Zwiebel
- 2 TL Leinöl
- Salz und Pfeffer
- etwas Currypulver

Zubereitung:
Rote Linsen in ein Sieb geben, abwaschen und abtropfen lassen. Möhren waschen, schälen und raspeln. Nüsse bzw. Kerne hacken. Gemüsebrühe in einem Topf zum Kochen bringen. Die roten Linsen, Möhren und Nüsse darin garen, bis sie weich sind. Währenddessen Zwiebel schälen und fein würfeln. Zwiebel und Leinöl in den Topf geben. Alles pürieren und mit Salz, Pfeffer und Currypulver abschmecken. Der Aufstrich kann warm oder kalt serviert werden.

Tipp: Den Aufstrich mit Kirschtomaten oder Petersilie garnieren.

Kräuterdip

Zutaten für 2 Portionen:

- ½ Bund Schnittlauch
- 150 g Naturjoghurt (3,5 % Fett)
- 100 g Frischkäse (50 % Fett)
- 1 EL Kresse (gehackt)
- 1 EL Petersilie (gehackt)
- ½ TL Zitronenabrieb (Bioqualität)
- Salz und Pfeffer
- etwas Zitronensaft

Zubereitung:

Schnittlauch in Röllchen schneiden. Joghurt, Frischkäse, Kräuter und Zitronenabrieb mischen. Mit Salz, Pfeffer und Zitronensaft abschmecken.

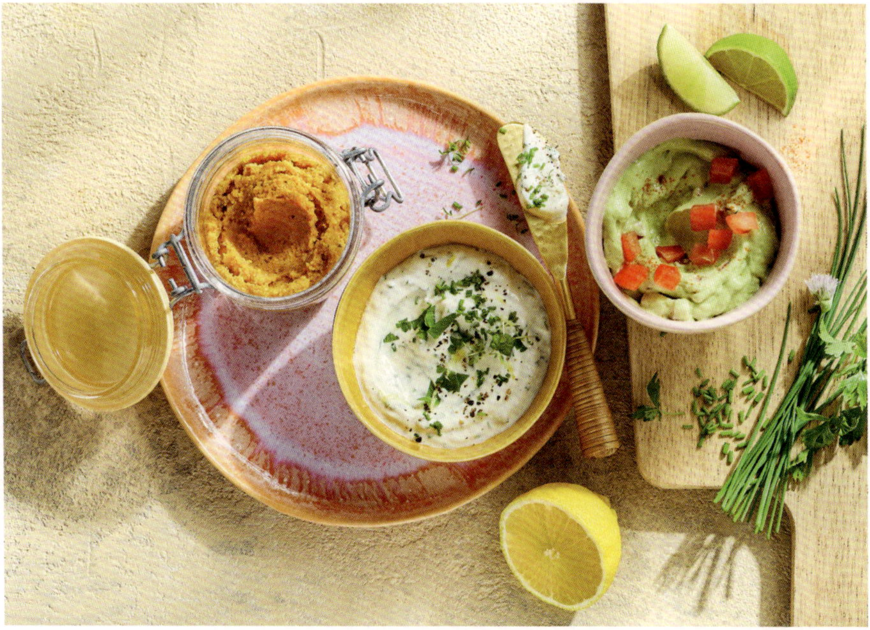

Grundrezept Gemüsebrühe

Zutaten für 2 Liter:

- 2 große Karotten
- 1 Lauch
- ½ mittelgroße Sellerieknolle
- 2 Stängel glatte Petersilie
- 1 Zweig Thymian
- 4 Wacholderbeeren
- 3 Lorbeerblätter
- 1 EL Salz (angereichert mit Selen und Jod)
- 5 schwarze Pfefferkörner

Zubereitung:

Karotten und Lauch waschen, putzen und in Scheiben schneiden. Sellerie schälen und in kleine Stücke schneiden. Gemüse mit 2 ½ l Wasser in einen Topf geben. Kräuter, Gewürze, Salz und Pfeffer hinzufügen und auf dem Herd bei mittlerer Hitze aufkochen lassen. Aufkommenden Schaum mit einem Löffel abschöpfen. Brühe etwa 45 Minuten bei geringer Hitze ohne Deckel leicht köcheln lassen.

Weiterverarbeitung:

- Variante 1: Alles pürieren, um eine dickflüssige Gemüsebrühe zu bekommen.
- Variante 2: Alles durch ein Sieb geben, um eine klare Brühe zu erhalten.

Beide Varianten entweder sofort verwenden oder in Vorratsgefäße abfüllen.
Im Kühlschrank ist die Gemüsebrühe – in sterile Gläser abgefüllt – etwa 5 bis 7 Tage haltbar; im Gefrierschrank ist sie – beispielsweise in Eiswürfelförmchen portioniert – mehrere Monate haltbar.

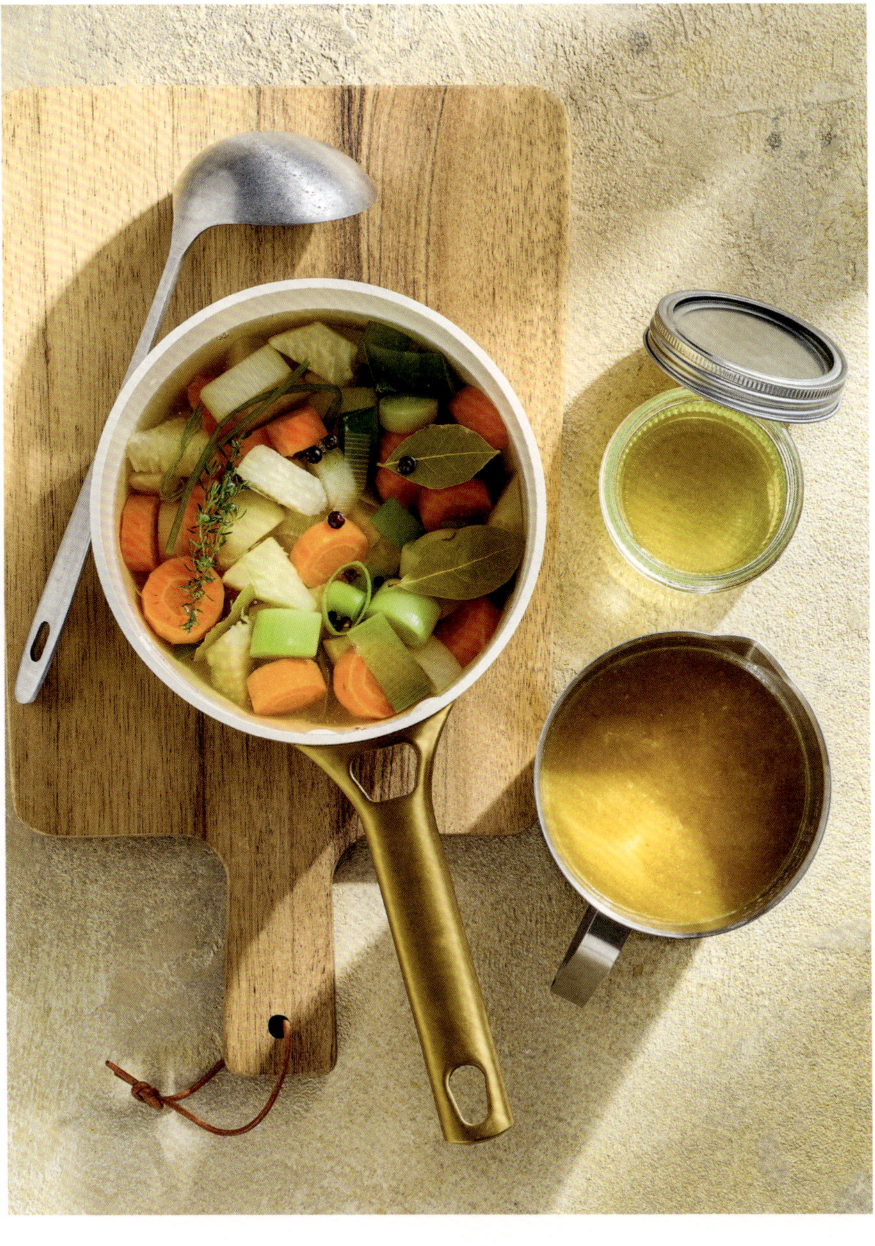

Nährwerte (pro Portion)		Energie	Kohlenhydrate (gesamt) /davon Gesamtzucker/ davon Ballaststoffe	Eiweiß	Fett (gesamt) / davon gesättigte Fettsäuren (FS) / davon einfach ungesättigte FS / davon mehrfach ungesättigte FS
Seite	Rezept				
140	Früchteporridge mit Nussmus	645 kcal / 2699 kJ	71 g / 39 g / 12 g	25 g	25 g / 5 g / 14 g / 5 g
141	Fruchtiger Flockenmix	603 kcal / 2524 kJ	88 g / 40 g / 14 g	21 g	14 g / 3 g / 6 g / 3 g
142	Fitness-Smoothie	550 kcal / 2301 kJ	62 g / 46 g / 11 g	33 g	15 g / 3 g / 9 g / 2 g
143	Zimtige Apfelflocken	486 kcal / 2031 kJ	74 g / 26 g / 13 g	14 g	11 g / 1 g / 5 g / 3 g
144	Guten-Morgen-Bowl	335 kcal / 1400 kJ	46 g / 33 g / 9 g	10 g	9 g / 3 g / 2 g / 2 g
145	Leinsamenpudding	557 kcal / 2333 kJ	46 g / 41 g / 20 g	21 g	27 g / 3 g / 9 g / 14 g
146	Goldene Milch	178 kcal / 744 kJ	19 g / 11 g / 5 g	12 g	5 g / 3 g / 1 g / 2 g
147	Heißhungerkiller	589 kcal / 2465 kJ	46 g / 10 g / 8 g	32 g	29 g / 16 g / 7 g / 4 g
148	Asiatisches Curry to go	313 kcal / 1315 kJ	61 g / 9 g / 6 g	7 g	3 g / 1 g / 0 g / 1 g
149	Wohlfühlcurry	261 kcal / 1093 kJ	29 g / 12 g / 9 g	12 g	8 g / 1 g / 3 g / 3 g
150	Pinke Gnocchi	522 kcal / 2185 kJ	56 g / 7 g / 7 g	15 g	24 g / 4 g / 11 g / 7 g
151	Grünes Kraftpaket	671 kcal / 2817 kJ	42 g / 8 g / 9 g	26 g	41 g / 19 g / 14 g / 5 g
152	Happiness-Bowl	588 kcal / 2466 kJ	42 g / 19 g / 17 g	13 g	38 g / 7 g / 21 g / 8 g
153	Zitronen-Kräuter-Rotbarsch	718 kcal / 3007 kJ	48 g / 10 g / 7 g	50 g	34 g / 16 g / 12 g / 3 g
154	Gekräuterter Wildlachs	588 kcal / 2339 kJ	23 g / 22 g / 7 g	37 g	33 g / 7 g / 16 g / 10 g
155	Zanderfilet auf Ofengemüse	510 kcal / 2137 kJ	21 g / 15 g / 7 g	46 g	25g / 10g / 10g / 2g

Nährwerte (pro Portion)		Energie	Kohlenhydrate (gesamt) /davon Gesamtzucker/ davon Ballaststoffe	Eiweiß	Fett (gesamt) / davon gesättigte Fettsäuren (FS) / davon einfach ungesättigte FS / davon mehrfach ungesättigte FS
Seite	Rezept				
156	Hähnchen-Brokkoli-Auflauf	789 kcal / 3343 kJ	15 g / 10 g / 12 g	68 g	48 g / 18 g / 17 g / 9 g
157	Herzhafte Gemüsewaffeln	358 kcal / 1497 kJ	55 g / 8 g / 5 g	10 g	9 g / 2 g / 4 g / 2 g
158	Rote Linsen mit Ziegenkäse	458 kcal / 1919 kJ	30 g / 20 g / 4 g	21 g	27 g / 11 g / 11 g / 3 g
159	Knackiger Salat mit Nuss-Crunch	649 kcal / 2719 kJ	32 g / 28 g / 17 g	22 g	45 g / 8 g / 25 g / 10 g
160	Herzhafte Crêpes	828 kcal / 3463 kJ	66 g / 12 g / 7 g	30 g	48 g / 12 g / 14 g / 18 g
161	Feigen-Ziegenkäse-Flammkuchen	699 kcal / 2927 kJ	64 g / 11 g / 6 g	19 g	39 g / 10 g / 10 g / 16 g
162	Knusperbrot (Nährwerte für 1 Brot = ca. 12 Scheiben)	662 kcal / 2771 kJ	76 g / 7 g / 11 g	30 g	24 g / 4 g / 7 g / 11 g
163	Glasnudelsuppe	330 kcal / 1383 kJ	57 g / 14 g / 6 g	4 g	8 g / 1 g / 3 g / 2 g
164	Bunter Kichererbsensalat	487 kcal / 2040 kJ	30 g / 8 g / 10 g	17 g	31 g / 8 g / 15 g / 6 g
165	Kichererbsen-Schoko-Creme	404 kcal / 1691 kJ	42 g / 21 g / 8 g	15 g	17 g / 3 g / 9 g / 4 g
166	Guacamole	186 kcal / 781 kJ	7 g / 6 g / 5 g	2 g	16 g / 5 g / 9 g / 2 g
166	Linsenaufstrich	272 kcal / 1139 kJ	14 g / 8 g / 7 g	11 g	17 g / 3 g / 7 g / 7 g
167	Kräuterdip	163 kcal / 683 kJ	6 g / 5 g / 1 g	9 g	11 g / 7 g / 3 g / 0 g
168	Grundrezept Gemüsebrühe (Nährwerte für 2 Liter)	219 kcal / 916 kJ	28 g / 25 g / 23 g	10 g	2 g / 0 g / 0 g / 1 g

Sachregister

A

Adenomyose (AM) 10, 30 f.
Alkohol 102
Anti-Müller-Hormonwert (AMH) 32 f.
Atementspannung 53, 57
Autogenes Training 57

B

Ballaststoffe 103 ff., 136, 138
Bauchfellherde (pEM) 13
Bauchspiegelung 36 f.
Beckenboden 22 f., 26 ff., 73 ff., 79 ff.
Biofeedback-Gerät 79
Blähbauch siehe Endobelly
Blasen-Endometriose 28
Blutarmut 23
Blutung, überregelstarke 11, 23, 44
Boxatmung 58

C/D

Cannabis 44 f.
Darm-Endometriose 28
Darmflora 25, 135 ff.
Dinkel 130 f.

E

Eierstöcke 29
Einschlafprobleme 39
Eisenmangel 23 f.
Elektrostimulationsgerät (ETS-Gerät) 23, 79
Endobelly 13, 22, 24 f., 133 f., 138
Endometriose, extragenitale 10
Endometriose, tief infiltrierende (TIE) 10, 13, 27
Endometriose-Herde 11
Endometriose-Zyste (Endometriom) 10, 29
Endometriosis genitalis externa 10
Endometriosis genitalis interna siehe Adenomyose
Enterisches Nervensystem (ENS) 25
Entspannungsübungen 57 ff., 93 ff.
ENZIAN-Klassifikation 10 ff.
Ernährungspyramide 100

F/G

Fisch 108, 110 f.
FODMAPs 126 ff.
Frauenmantel 38
Fruktose 120, 123 ff.
Gluten 120, 128 ff., 131
Glutensensitivität 129
Grünteeextrakt 38

H

Hafer 104, 131
Histamin 109, 120, 131 ff.
Hormonspirale 42 ff.
Hormontherapie 31 ff., 36, 40 ff., 54 f.

K

Kaffee 101 f., 134 f.
Kalzium 107
Katastrophengedanken 59 f.
Kinderwunsch, unerfüllter 27, 37, 67
Kupfer 103
Kurkuma 38

L

Laktobazillen 38
Laktose 120 ff.
Laparoskopie siehe Bauchspiegelung
Lungen-Endometriose 14

M

Magnesium 39, 107
Meditation 52, 58
Mikrobiom siehe Darmflora
Mindfulness-Based Stress Reduction (MBSR) 52
Mönchspfeffer 38
Multimodale Therapie 8 f.

N

Nabel-Endometriose 13
Nahrungsergänzungsmittel 108, 115, 138
Narben-Endometriose 14
Neurogene Inflammation 22, 27

O

Omega-3-Fettsäuren 113 ff.
Omega-6-Fettsäuren 113 f.
Operation 31 ff., 36 f.

P

Palmitylethanolamid (PEA) 38
Physiotherapie 23, 78
Präbiotika 136 f.
Prämenstruelles Syndrom (PMS) 16 f., 38
Probiotika 136 f.
Progressive Muskelrelaxation (PMR) 57
Psychotherapie 67 ff.

R

Regelschmerzen 11, 15 ff., 20f.
Reizdarmsyndrom 119 ff.

S

Schmerzen beim Geschlechtsverkehr 13, 21 ff., 26 f., 45
Schmerzen beim Stuhlgang 13, 21, 75
Schmerzen beim Wasserlassen 13, 21, 7
Schmerzen, brennende 39
Schmerzmanagement 76 ff.
Schmerzmittel 39 ff., 54 f.
Schmerzprävention 76 ff.
Schmerzstärke 19
Schmerzsyndrom, chronisches 15, 34, 74 f.
Schmerzteufelskreis 60
Schmerztherapie 34 ff.
Schokoladenzyste siehe Endometriose-Zyste
Selbstmitgefühl 51
Selen 103
Selfcare-Gewohnheiten 62 ff., 76
SMART-Formel 63
Sorbit 125 ff.
Sportarten 77

T/U

Transfette 115 ff.
Übergewicht 116
Ultraschall 28 f.
Unterbauchschmerzen 13, 20 f., 85

V

Verstopfung (Obstipation) 135
Visuelle Analogskala (VAS) 19 f., 35
Vitamin A 102
Vitamin C 102
Vitamin D 38, 108
Vitamin E 103
Vollkornprodukte 104 ff., 128, 139
Vulva, schmerzende 27

W

Warnzeichen, psychische 64 ff.
Weizenallergie 129
Wirbelsäule 72, 88 ff.

Y/Z

Yoga 23, 57
Zink 103
Zöliakie (Sprue) 128 f.
Zwerchfell 73 f.
Zwerchfell-Endometriose 13
Zyklus-assoziierte Erkrankungen 17 f.

Rezeptregister

A

Asiatisches Curry to go 148
Bunter Kichererbsensalat 164
Dips & Aufstriche 166
Feigen-Ziegenkäse-Flammkuchen 161

B

Fitness-Smoothie 142
Früchteporridge mit Nussmus 140
Fruchtiger Flockenmix 141

G

Gekräuterter Wildlachs 154
Glasnudelsuppe 163
Goldene Milch 146
Grundrezept Gemüsebrühe 168
Grünes Kraftpaket 151
Guten-Morgen-Bowl 144

H

Hähnchen-Brokkoli-Auflauf 156
Happiness-Bowl 152
Heißhungerkiller 147
Herzhafte Crêpes 160
Herzhafte Gemüsewaffeln 157

K/L

Kichererbsen-Schoko-Creme 165
Knackiger Salat mit Nuss-Crunch 159
Knusperbrot 162
Leinsamenpudding 145

P

Pinke Gnocchi 150

R

Rote Linsen mit Ziegenkäse 158

W

Wohlfühlcurry 149

Z

Zanderfilet auf Ofengemüse 155
Zimtige Apfelflocken 143
Zitronen-Kräuter-Rotbarsch 153

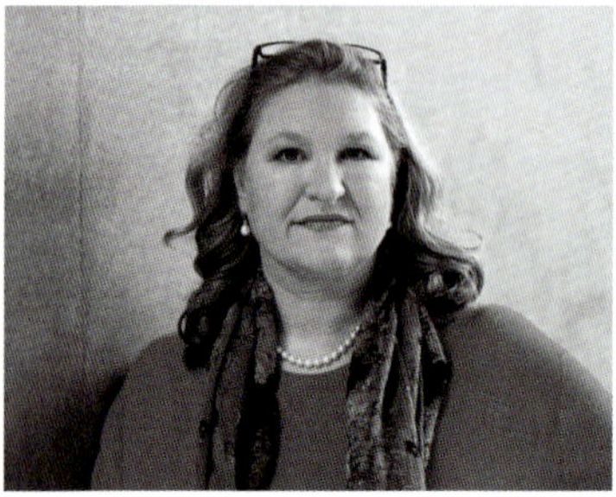

ZUR AUTORIN

Prof. Dr. Sylvia Mechsner studierte Humanmedizin an der Freien Universität Berlin und promovierte am Institut für Biochemie. Seit 2001 ist sie an der Klinik für Gynäkologie der Charité beschäftigt, wo sie am Campus Virchow-Klinikum als Oberärztin tätig ist. 2010 hat sie sich mit „Untersuchungen zu Pathogenese und Schmerzmechanismen der Endometriose" habilitiert. Seit 2014 leitet sie das Endometriosezentrum der Charité und wurde 2019 auf den Lehrstuhl für Endometrioseforschung berufen.

HINWEIS

Die Ratschläge in diesem Buch wurden mit größter Sorgfalt von Autorin und Verlag erarbeitet und geprüft. Eine Garantie kann jedoch nicht übernommen werden. Ebenso ist eine Haftung der Autorin bzw. des Verlags und seiner Beauftragten für Personen-, Sach- oder Vermögensschäden ausgeschlossen. Erkrankungen mit ernstem Hintergrund gehören in ärztliche Behandlung! Bei bereits bestehenden Beschwerden kann das Buch daher keinen fachärztlichen Rat ersetzen.

IMPRESSUM

Hinter jedem tollen Buch steckt ein starkes Team

Projektleitung: *Nadine Widl*
Rezepte: *Dr. Christine Dawczynski*
Texte: *Dr. Lea Kern (Kap. „Hilfe für die Psyche"), Dr. Barbora Knappe-Drzikova (Kap. „Ernährung"), Sonja Soeder (Kap. „Sport und Bewegung") Prof. Dr. Sylvia Mechsner (alle weiteren Texte sowie textliche Gesamtverantwortung)*
Lektorat: *Melanie Hartmann*
Covergestaltung: *Ina Zimmermann*
Grafische Gestaltung und Satz: *Dorothee Griesbeck*
Foodfotografie: *Katrin Winner*
Foodstyling: *Gerlinde Haas*
Weiteres Bildmaterial: *Ben Fuchs (Autorenporträt), Julia Hollweck (Illustrationen), Jörg Keckstein / Stiftung Endometrioseforschung (S. 12), privat (S. 24), Jan Russok (Übungsillustrationen), Shutterstock (alle weiteren Fotos und Grafiken)*
Herstellung: *Frank Jansen*
Producing: *Jan Russok*
Druck & Bindung: *optimal media GmbH, Röbel*

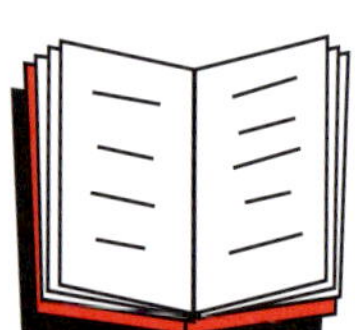

1. Auflage 2025
© 2025 Edel Verlagsgruppe GmbH,
Neumühlen 17, 22763 Hamburg
ISBN: 978-3-96584-580-0
Redaktionsanschrift:
ZS, Edel Verlagsgruppe GmbH,
Kaiserstraße 14b, 80801 München
www.zsverlag.de/kontakt
www.edelverlagsgruppe.de/kontakt